やさしいカラー図解

甲状腺の病気

バセドウ病、橋本病、甲状腺の腫瘍 その他の病気がよくわかる

監修 伊藤 公一
伊藤病院院長

専門医がくわしく図解
最新の病気知識と
正しい対処法

法研

はじめに

甲状腺の病気の早期発見・早期治療のために

「原因はわからないけれど、何だか調子が悪い」
「イライラして汗をかくから、更年期なのかも」
「ダイエットしても太っちゃう。歳だから仕方ないのかな」

そんな症状の陰に、じつは甲状腺の病気が潜んでいることがあります。また、近年の検査精度の向上から、健康診断で甲状腺に何らかの異常が見つかることも増えています。

甲状腺の病気は、男性は50～100人に1人、女性では30～60人に1人の割合で現れる、とても身近な病気です。では、甲状腺とはいったいどんな臓器なのでしょうか。どこにあって、どんな形・大きさで、どんな機能があるのかを、はっきりとわかっている方は少ないのではないかと思います。

甲状腺は、人間の体を維持するための「新陳代謝」にかかわる「甲状腺ホルモン」を合成・分泌する役割のある臓器です。バセドウ病や橋本病といった、甲状腺の病気のなかでもよく知られている疾患は、甲状腺ホルモンを生み出す機能に問題が出る病気です。甲状腺ホルモンが正しく合成・分泌できないことで、体の至るところに支障が出て、さらには心の状態にも影響が及んでしまいます。

これらの病気をはじめとして、甲状腺の病気の多くは、命にかかわることはなく、治療法も確立しています。長期間の治療が必要となることもありますが、正しくコントロールすれば、問題なく生活ができるようになります。

つまり、甲状腺の病気と向き合うには、正しい知識を身につけ、必要以上に不安を抱えずに治療を行うことが、もっとも大切なのです。

また、甲状腺の病気は、症状が多岐にわたるために発見しにくく、症状がありながらも受診に至っていない方も少なくありません。そこで本書では、甲状腺の病気の早期発見・早期治療につながるよう、甲状腺の機能や病気についてくわしく説明しています。

そして、治療しながら生活するための留意点も説明していますので、患者さん本人はもちろん、ご家族にも活用していただき、甲状腺疾患の理解への一助となれば幸いです。

令和6年5月

伊藤病院院長　伊藤公一

病気かもしれません

体調の変化だと誤解されやすいが、甲状腺の病気が隠れていることがある

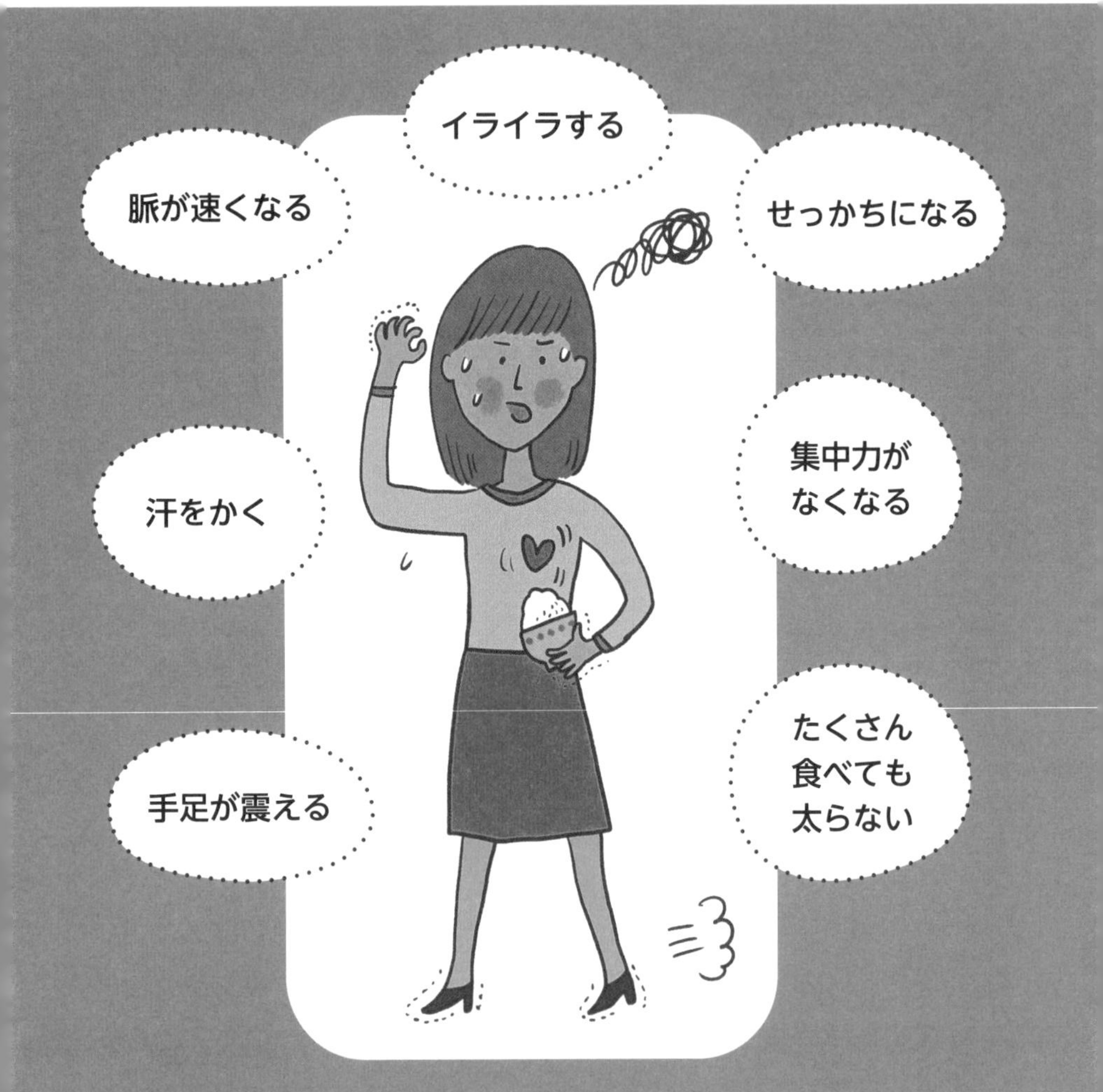

イライラする
脈が速くなる
せっかちになる
汗をかく
集中力が
なくなる
手足が震える
たくさん
食べても
太らない

甲状腺ホルモンが必要以上につくられているかも？

代表的な病気はバセドウ病→P54

その症状、甲状腺の

加齢による体質変化や

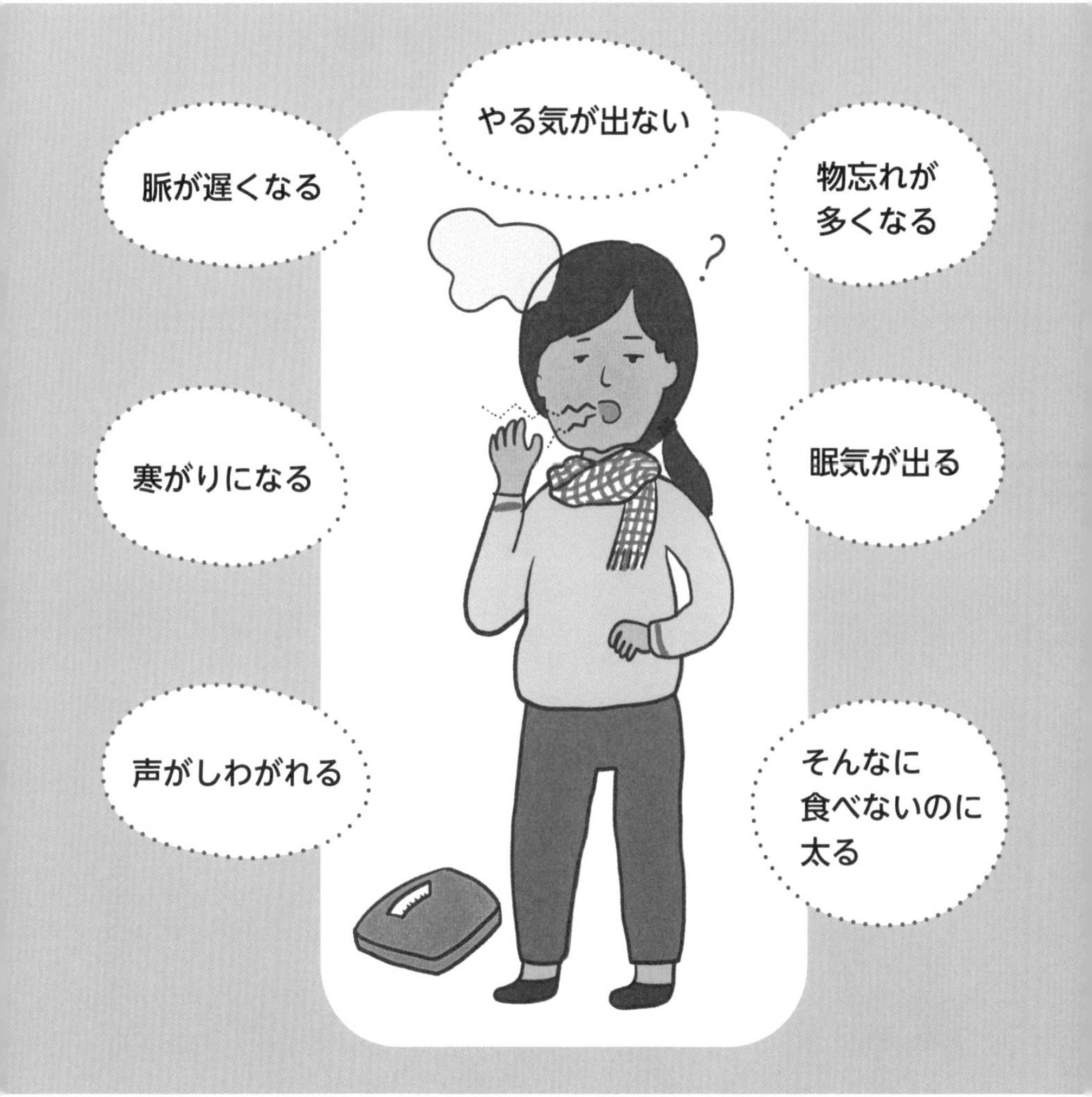
やる気が出ない
脈が遅くなる
物忘れが
多くなる
寒がりになる
眠気が出る
声がしわがれる
そんなに
食べないのに
太る

必要な甲状腺ホルモンがつくられていないかも？

代表的な病気は橋本病 → P92

第1章 甲状腺のはたらきと病気　13

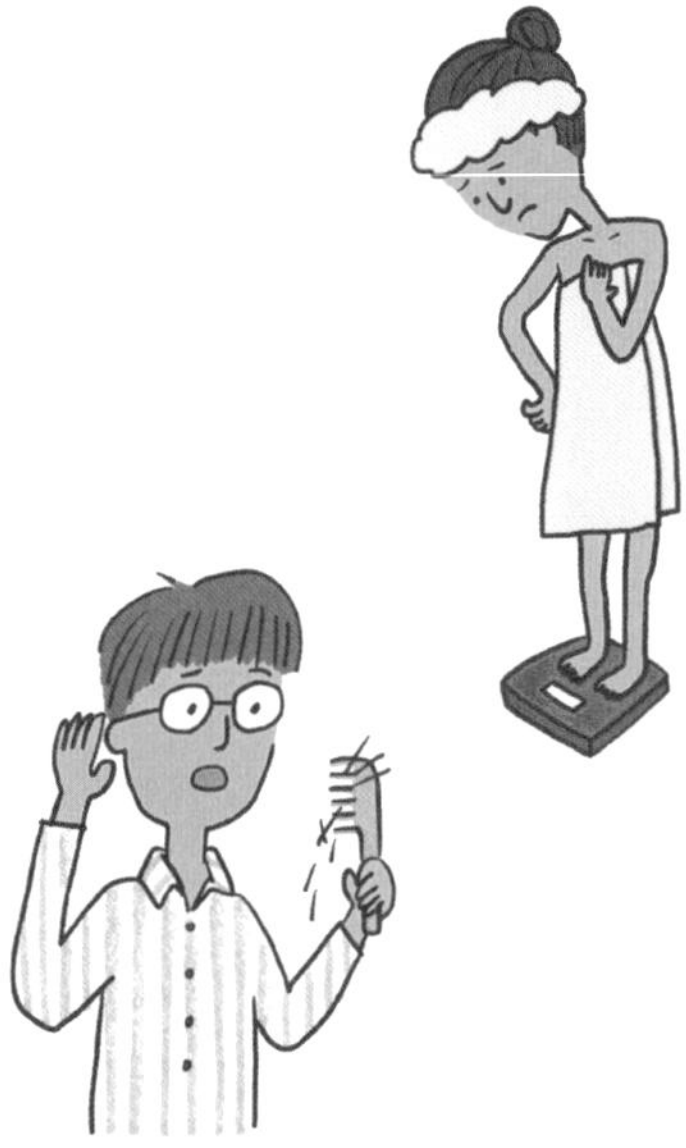

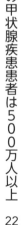

第2章 甲状腺の検査 31

第3章 甲状腺ホルモンが過剰になって起こる病気 49

第4章 甲状腺の機能が低下して起こる病気

第5章　甲状腺の腫瘍　113

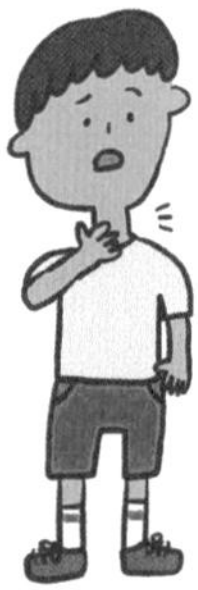

第6章 副甲状腺の機能と病気 139

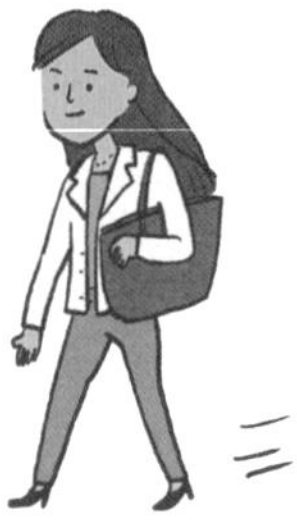

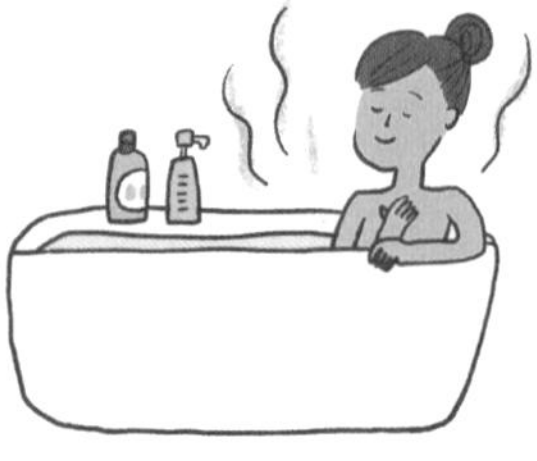

第7章 甲状腺の病気がある人の生活 147

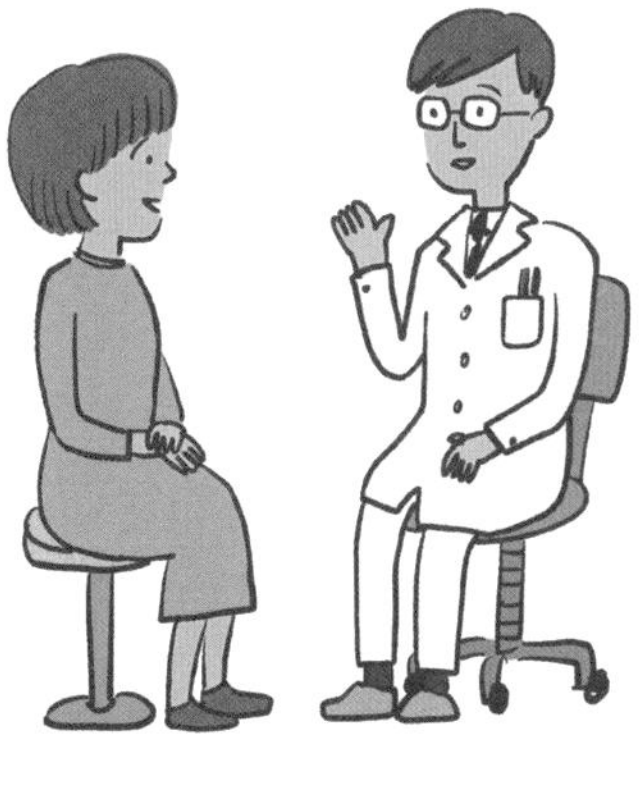

【装丁・本文・図解デザイン】 澤田かおり（トシキ・ファーブル）
【本文イラスト】 西脇けい子 のだよしこ
【編集協力】 cocon 菅原嘉子

参考文献

『図解・甲状腺の病気がよくわかる最新治療と正しい知識』（伊藤公一・高見博、日東書院　平成24年1月刊）
『ウルトラ図解　甲状腺の病気』（伊藤公一、法研　平成28年4月刊）
『新版 甲状腺の病気の治し方』（伊藤公一、講談社　平成30年3月刊）
『甲状腺専門・伊藤病院がおくるヨウ素制限色レシピ』（伊藤公一、全日本病院出版会　平成30年7月刊）
『患者のための最新医学　バセドウ病・橋本病　その他の甲状腺の病気　改訂版』（伊藤公一、高橋書店　令和2年8月刊）

第 1 章

甲状腺のはたらきと病気

甲状腺の病気ときいても、なかなか具体的なイメージはわかないかもしれません。甲状腺がどこにあって、どんな働きをする器官なのか、どんな種類の病気があるのかについて、解説します。

甲状腺はどんな臓器？

甲状腺の位置と形

甲状腺は喉にある臓器（器官）で、体の基本的な働きに深くかかわっています。

甲状腺には、甲状腺ホルモンをつくって分泌する機能があります。このようなホルモンの生成・分泌にかかわる器官を「内分泌器官」といいます。

甲状腺は、喉仏《のどぼとけ》（甲状軟骨）の下あたりに、気管（呼吸のための空気の通り道）を包み込むようにして貼りついています。その位置は男女によってやや異なり、男性は喉仏の下あたり、女性はそれより少し高めの位置にあります。

甲状腺は、蝶が羽を広げたような形をしています。蝶の左右の羽のように見える部分を左葉と右葉、そのつなぎ目で細くなっている部分を峡部《きょうぶ》といいます。約60％の人には、狭部から上に伸びた錐体《すいたい》葉《よう》という部分も存在します。さらに、甲状腺の裏側には、副甲状腺という米粒くらいの大きさの臓器があります。

甲状腺は、臓器としては薄くて柔らかいのが特徴です。左葉・右葉ともに、平均的な大きさは縦に約4～5㎝、横が約2～3㎝、厚さが約1㎝です。

重さは10～20gほどで、あまり大きな臓器ではありません。しかし、内分泌器官としては人体内では最大で、分泌するホルモンが全身のさまざまな臓器に影響を与える、重要な器官です。

健康な状態の甲状腺は、魚の切り身のような感触をしているとされていますが、手で触れてもはっきりとはわかりません。しかし、病気によって腫れてくると、触ってわかるようになり、さらに腫れが大きくなると、見た目でもわかるようになります。

甲状腺はどこにある？

甲状腺は、蝶が羽を広げたような形をした小さな器官で、喉にあります。臓器や細胞が活動するのに不可欠な甲状腺ホルモンをつくり、分泌しています。

前から見たところ

甲状腺は健康であれば縦4～5cm、重さ約10～20g、厚みは1㎝ほど。

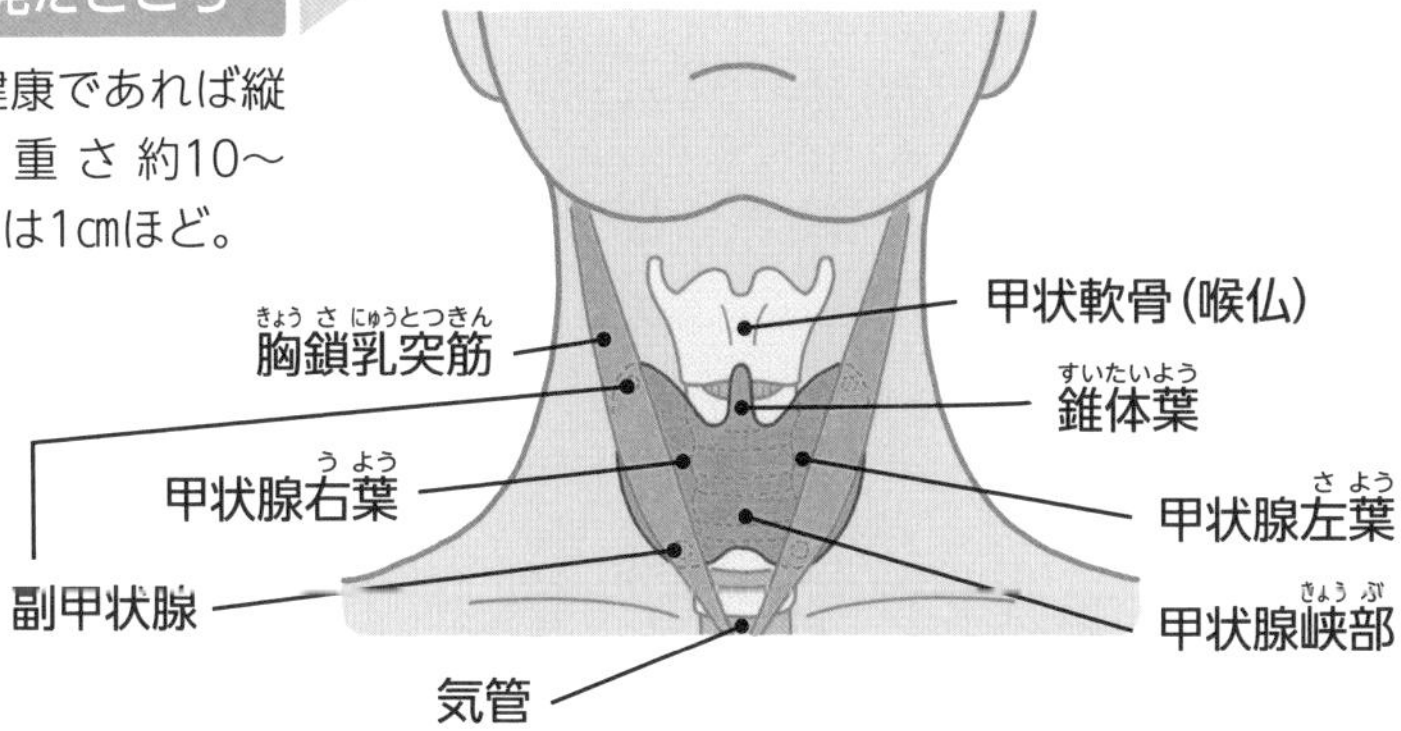

上から見たところ

甲状腺は健康な状態であれば薄くてやわらかく筋肉におおわれているため、首を触ってもどこにあるかわかりません。

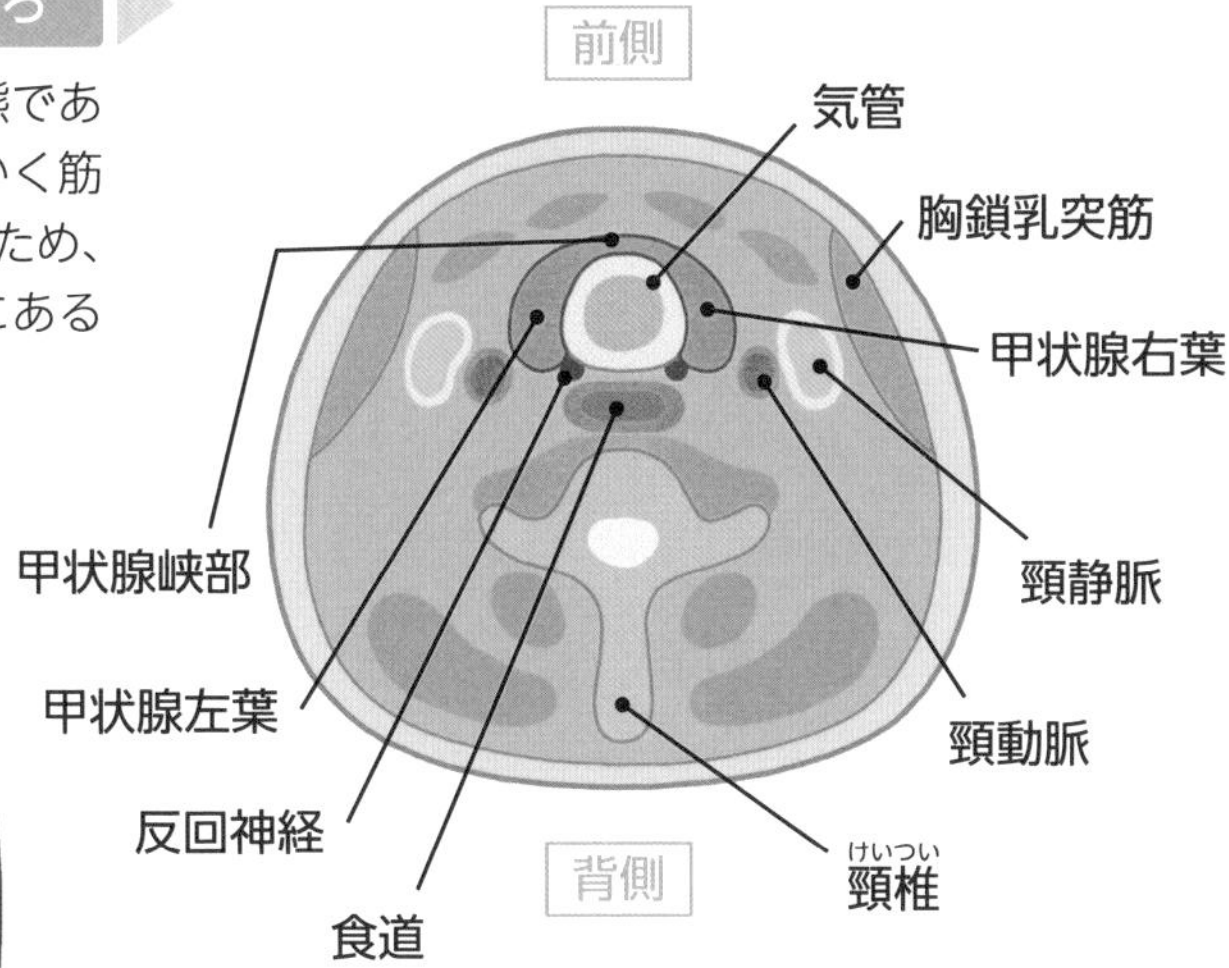

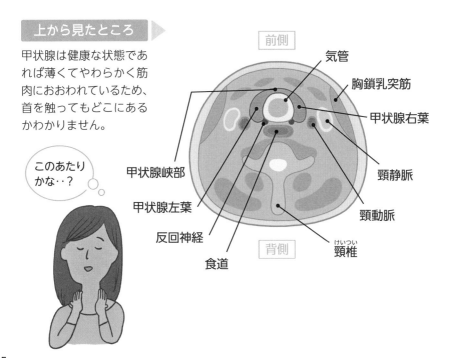

甲状腺ホルモンを分泌・貯蔵する

甲状腺のおもな役割は、甲状腺ホルモンをつくり、分泌・貯蔵することです。甲状腺ホルモンは、人間に必要なエネルギーをつくったり、全身の臓器が正しく機能したりするためには必要不可欠なものですが、甲状腺ホルモンが多すぎても少なすぎてもさまざまな症状を引き起こします。

そこで、まずは甲状腺ホルモンをはじめとした「ホルモン」が、どのようなものであるかを確認しておきましょう。

私たちの体は、常に一定の状態に保たれています。たとえば、気温が40℃近くになっても、マイナス10℃の寒い地域に行っても、体温は36℃程度に保たれます。これは、「恒常性（ホメオスタシス）」という体の性質のおかげです。

恒常性が働くのは、体の細胞と細胞の間で、さまざまな情報をやり取りし、体温や栄養などをコントロールする仕組みがあるためです。この細胞間での情報のやり取りで用いられ、「情報伝達物質」と呼ばれるのが、ホルモンです。

体内がいつもの状態と異なっている場合、私たちが意識しなくても、ホルモンが分泌され、体を元の状態に戻そうとします。このように、ホルモンは体内のさまざまな機能を調節することで、体をすこやかに保っています。またホルモンは、体の成長や成熟、生殖機能にもかかわっています。

現在、体のなかには100種類以上のホルモンがあり、その多くは内分泌器官でつくられ、血液中に直接分泌されます。その後、血流によってターゲットとなる臓器（標的臓器）へと運ばれます。標的臓器の細胞には、ホルモンを受け止める「受容体」があり、そこでホルモンを取り込み、作用させます。

また、ホルモンは非常に少ない量で作用するので、少しの変化でも体に大きな影響を与えることがあります。

おもな内分泌器官とホルモン

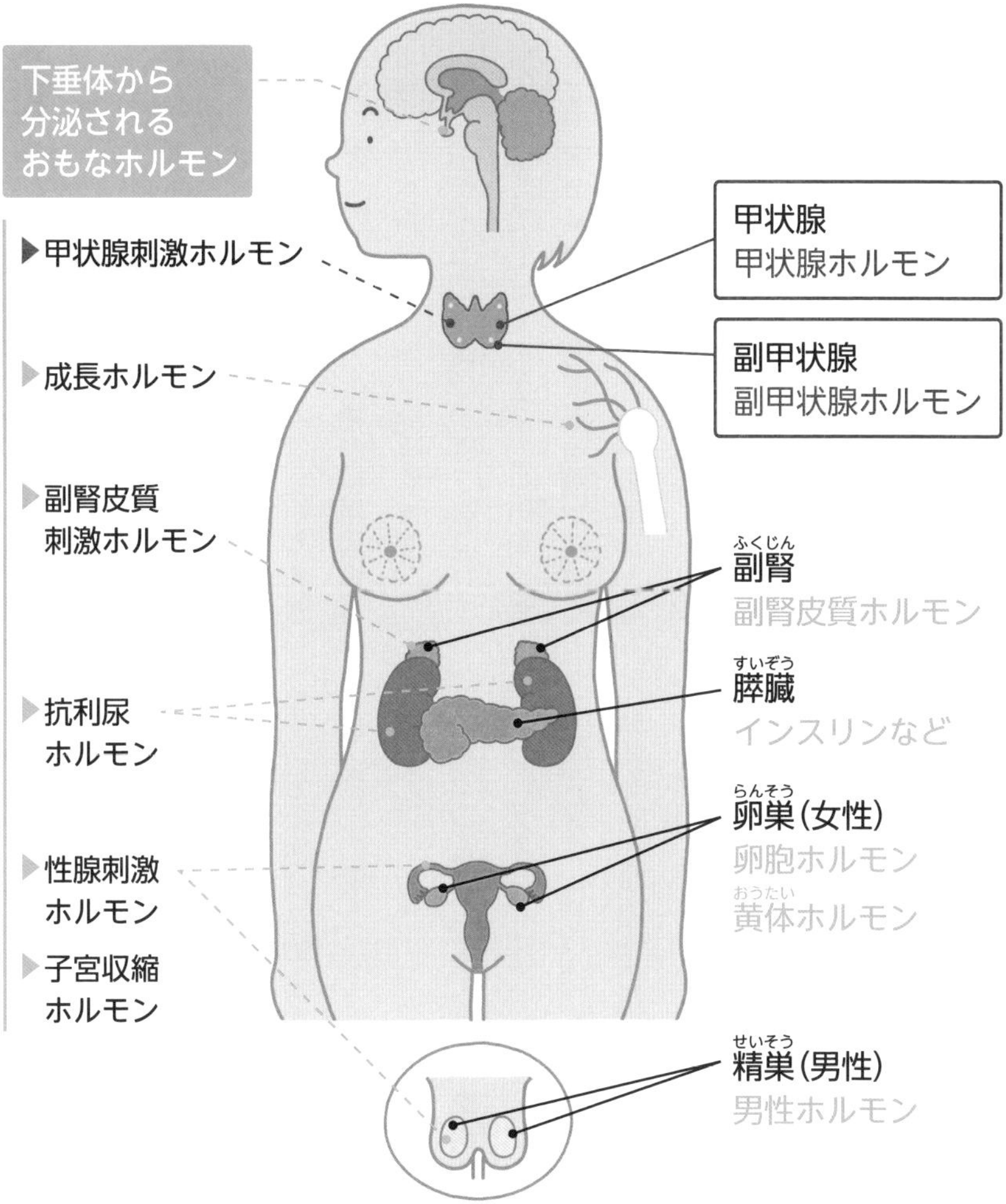

甲状腺ホルモンの働き

- 生命を維持するために必要なエネルギーをつくる
- 体温を保つ
- 臓器が正常に機能するように促す
- 胎児を成長させる
- 脳や神経を発達させる
- 発育期の骨の成長を促す

甲状腺ホルモンの働き

甲状腺ホルモンって？

甲状腺ホルモンは、「ヨウ素（ヨード）」を材料にして、甲状腺でつくられます。ヨウ素は昆布やわかめなどの海藻類に多く含まれ、食べ物から摂取すると、血流によって甲状腺細胞に取り込まれます。

甲状腺細胞は、細胞どうしが結びつき、直径0・05㎜ほどのボール状になっています。これを「濾《ろ》胞《ほう》」といいます。ヨウ素は、濾胞にある糖たんぱく（サイログロブリン）によって甲状腺ホルモンとなり、濾胞内の空洞である「濾胞腔《ろほうくう》」に蓄えられます。通常、濾胞腔内には、約2ヵ月分の甲状腺ホルモンが蓄えられ、体内で甲状腺ホルモンが必要となると分泌する仕組みになっています。

分泌された甲状腺ホルモンが血液で全身に運ばれると、必要とされる部位の細胞内にある「甲状腺ホルモン受容体」と結びつき作用します。

甲状腺ホルモンには、「サイロキシン（T4）」と「トリヨードサイロニン（T3）」の2種類があります。分泌される甲状腺ホルモンの多くはT4ですが、目的の臓器にある甲状腺ホルモン受容体と結びつく力は、T3のほうが強いのです。そのため、甲状腺でつくられたT4は、肝臓や腎臓の酵素*によりT3に変換されます。

甲状腺ホルモンは、古い細胞と新しい細胞を入れ替えたり、食物から摂取した栄養を、体の組織をつくる材料や体を動かすエネルギー源へと変えたりといった、「新陳代謝」にも大きくかかわっています。

さらに、心臓などの臓器から、骨や神経に至るまで、全身のほとんどの器官とその細胞に影響を与えています。つまり甲状腺ホルモンは、私たちの「元気のもと」といえるホルモンなのです。

用語解説

酵素　化学反応を促す物質。T4は脱ヨード酵素によってT3に変換される。

甲状腺ホルモンの材料はヨウ素（ヨード）

ヨウ素（ヨード）は昆布、わかめ、のりなどに多く含まれているミネラルです。甲状腺ホルモンを合成するためにはヨウ素が必要不可欠です。

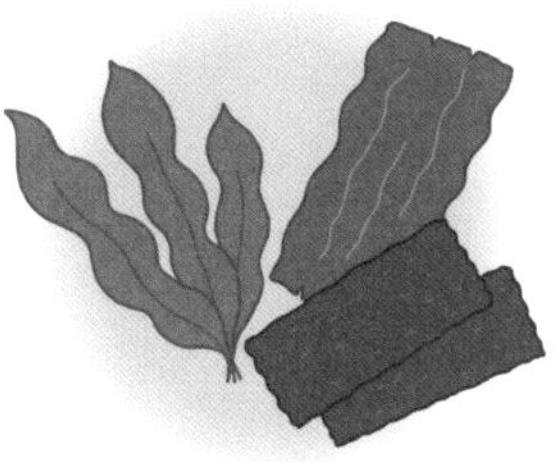

ヨウ素は毛細血管を通じて、濾胞という甲状腺の細胞の集まりに取り込まれます。

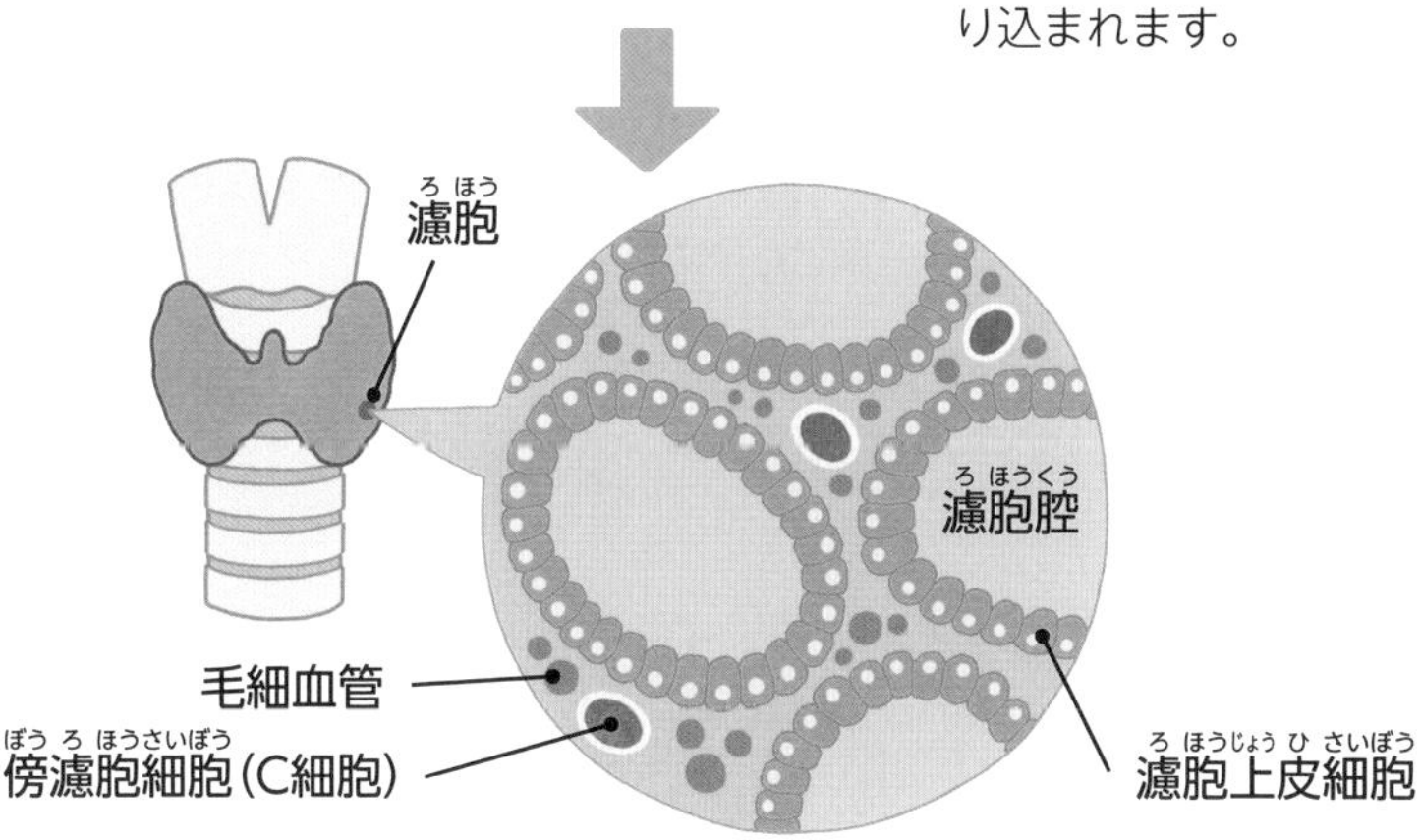
濾胞《ろほう》
濾胞腔《ろほうくう》
毛細血管
傍濾胞細胞《ぼうろほうさいぼう》（C細胞）
濾胞上皮細胞《ろほうじょうひさいぼう》

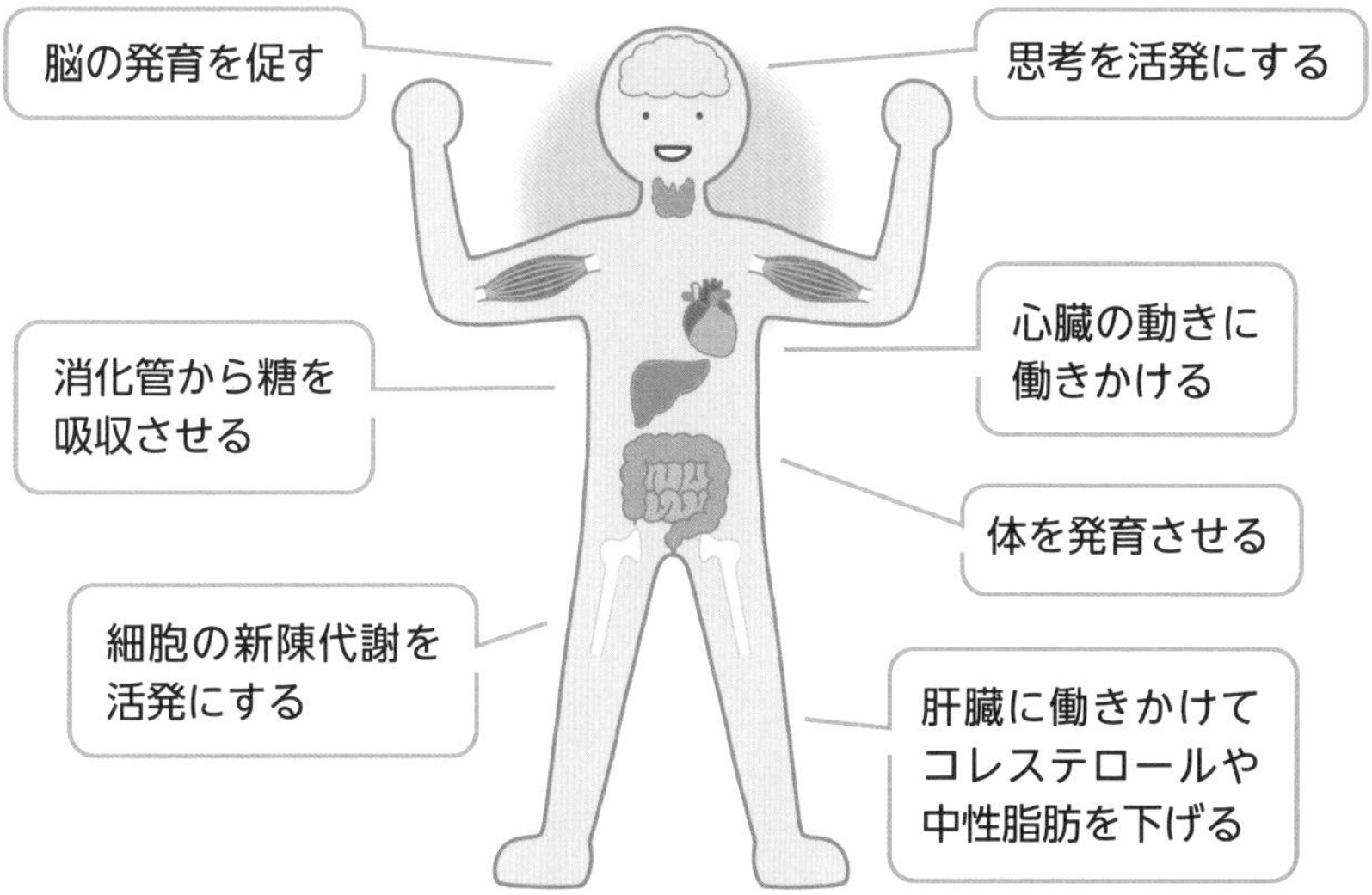
脳の発育を促す
思考を活発にする
心臓の動きに働きかける
消化管から糖を吸収させる
体を発育させる
細胞の新陳代謝を活発にする
肝臓に働きかけてコレステロールや中性脂肪を下げる

甲状腺ホルモンと脳の関係

甲状腺の役割は、甲状腺ホルモンを合成し、分泌・貯蔵することです。

しかし甲状腺は、常に同じ量の甲状腺ホルモンを合成・分泌しているわけではありません。また、甲状腺ホルモンの分泌量が多すぎても少なすぎても、体の調子が悪くなってしまいます。

そこで体内では、血液中の甲状腺ホルモンが適切な量になるように、うまく調節されているのです。そのコントロールを行っているのが、脳の下垂体《かすいたい》という部分から分泌される甲状腺刺激ホルモン（TSH）です。

TSHは、その名のとおり甲状腺を刺激するホルモンです。TSHによって刺激を受けた甲状腺は、甲状腺ホルモンを合成・分泌するようになります。

下垂体もまた、常に同じ量のTSHを分泌しているわけではありません。下垂体は、血液中の甲状腺ホルモンの量を感知し、TSHの分泌をコントロールしています。

たとえば、血液中の甲状腺ホルモンが足りなくなると、下垂体はTSHの分泌量を増やし、甲状腺を刺激します。つまり、甲状腺に甲状腺ホルモンの分泌を促し、それに応じて甲状腺ホルモンの合成・分泌が増やされるのです。

反対に、血液中の甲状腺ホルモンが多くなると、下垂体からのTSHの分泌が抑制され、甲状腺ホルモンの合成・分泌にストップがかかる「ネガティブフィードバック機構*」という仕組みが働きます。

下垂体と同じく脳にある視床下部も、甲状腺ホルモンを感知する働きがあり、甲状腺刺激ホルモン放出ホルモン（TRH）を合成・分泌します。このTRHは、下垂体にTSHの分泌を促すものであるため、間接的ではあるものの視床下部も甲状腺ホルモンの合成・分泌のコントロールにかかわっているといえます。

用語解説　ネガティブフィードバック機構　ホルモン量が過剰にならないよう、制御すること。ホルモンはこの仕組みにより、分泌量が調整されている。

甲状腺ホルモンの分泌量は脳が調整している

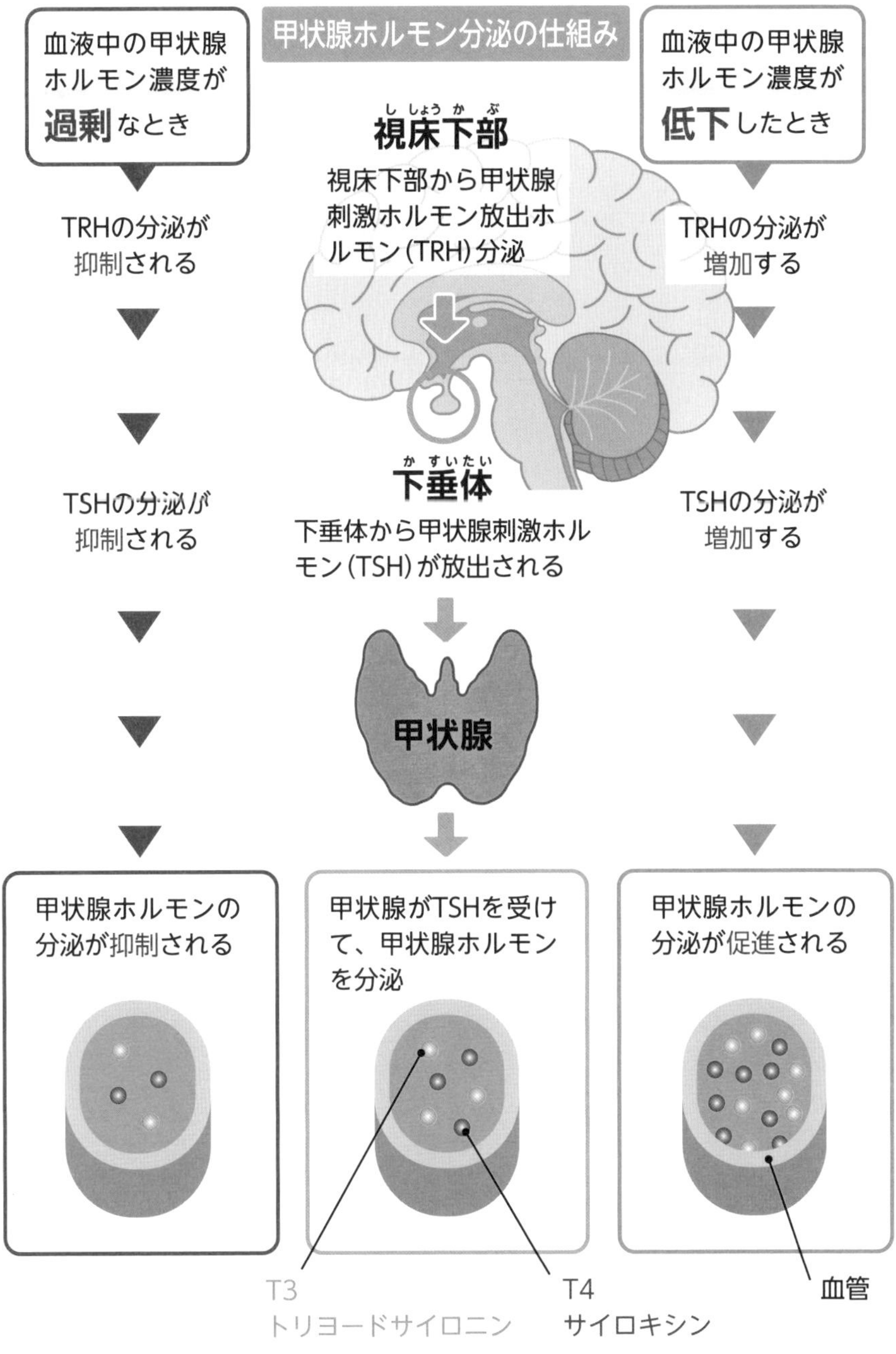
甲状腺ホルモン分泌の仕組み
血液中の甲状腺ホルモン濃度が過剰なとき
TRHの分泌が抑制される
TSHの分泌が抑制される
甲状腺ホルモンの分泌が抑制される
視床下部《ししょうかぶ》
視床下部から甲状腺刺激ホルモン放出ホルモン（TRH）分泌
下垂体《かすいたい》
下垂体から甲状腺刺激ホルモン（TSH）が放出される
甲状腺
甲状腺がTSHを受けて、甲状腺ホルモンを分泌
血液中の甲状腺ホルモン濃度が低下したとき
TRHの分泌が増加する
TSHの分泌が増加する
甲状腺ホルモンの分泌が促進される
T3
トリヨードサイロニン
T4
サイロキシン
血管

甲状腺の病気の3つのタイプ

日本の甲状腺疾患患者は500万人以上

甲状腺の病気といえば、バセドウ病や橋本病、甲状腺がんなど、いくつか知られているものがあります。しかし、それらの病気の症状や治療法などは一般的にはあまり知られていません。そのためか「めったにかからない病気」「難病のようなもの」といった誤解を生むこともあります。

日本では、10~20人に1人は、何らかの甲状腺の病気を抱えているとされています。患者数は500万~700万人いると推定されており、糖尿病の患者数に匹敵するほどです。しかもその数は、年々増え続けています。これは、甲状腺の病気のメカニズムが明らかになったことや、検査技術の進歩で病気が見つかる確率が上がったことで、甲状腺疾患と診断されることが増えたためとされています。

アメリカ甲状腺財団の調査によると、アメリカでは甲状腺の働きが活発になりすぎる「甲状腺機能亢《こう》進《しん》症」は、毎年女性の0・3%、男性の0・03%が発病しています。甲状腺の機能が低下してしまう「甲状腺機能低下症」については、60歳以上の女性の約17%、男性の約9%が発病するとされています。

これを日本の人口に当てはめると、毎年女性19万人と男性2万人が甲状腺機能亢進症を、60歳以上の女性260万人と、男性100万人が甲状腺機能低下症を発病していることになります。

ここまであげた数字のとおり、甲状腺疾患は女性に多く見られるのが特徴です。その原因はわかってはいませんが、女性に多い自己免疫疾患（P38参照）がかかわっているという説があります。また、男性の発病数も決して少ないとはいえず、増加傾向にあります。

甲状腺疾患は女性に多い

バセドウ病 甲状腺ホルモンの分泌が過剰になる

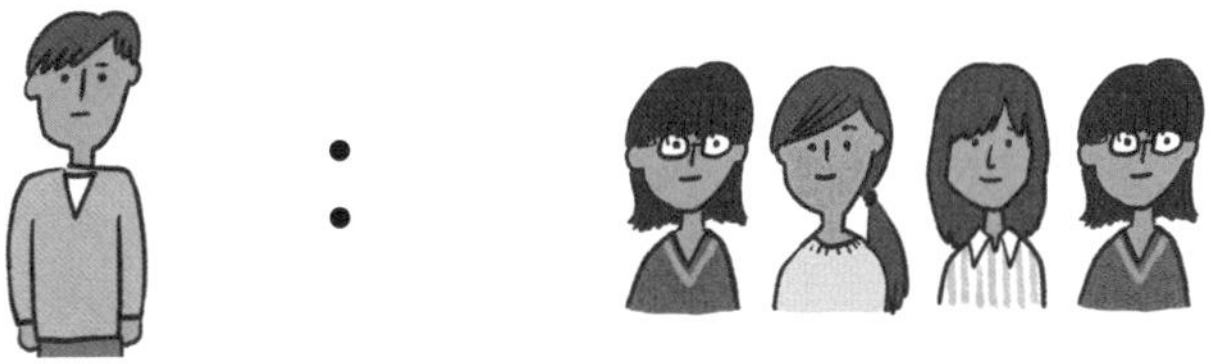

男性1人 : **女性4人**

発症は20~50代に多く、なかでも20~40代の女性に最も多く認められます

橋本病 甲状腺ホルモンの分泌が低下する

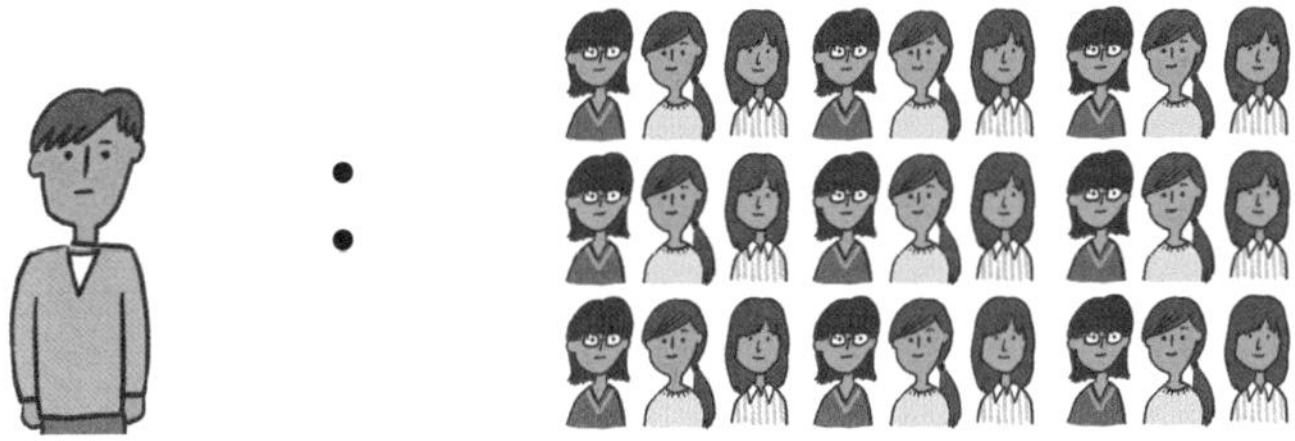

男性1人 : **女性20~30人**

20代後半以降、なかでも30~40代に多くみられます。

甲状腺がん

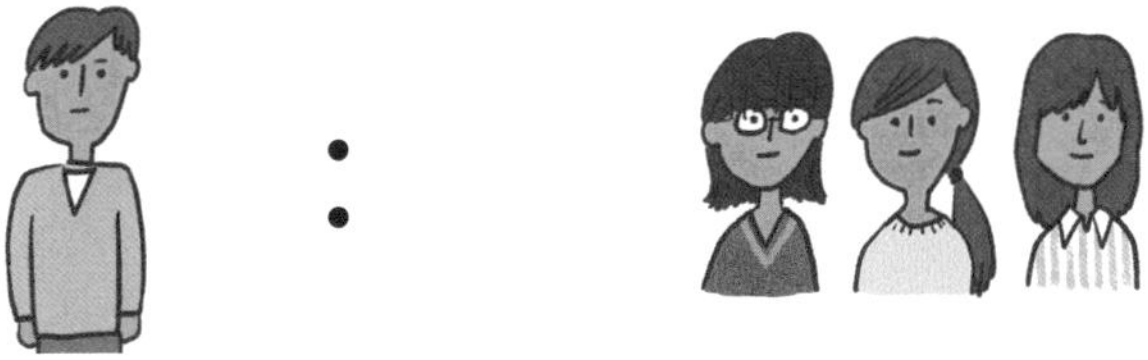

男性1人 : **女性3人**

甲状腺のしこりは大半が良性です。悪性の場合も進行が遅く、治りやすいことが特徴です。

甲状腺の病気は3タイプ

甲状腺の病気の多くは、直接命にかかわるものではありません。治療が長くなることはあるものの、症状をうまくコントロールすれば、日常生活に支障が出ることもほとんどありません。

では、甲状腺の病気にはどのようなものがあるかを、ここでは3つのタイプに分けて説明します。

1つは、甲状腺ホルモンの分泌の異常により発症するものです。甲状腺の機能が活発になりすぎて、甲状腺ホルモンの分泌が過剰になる「甲状腺機能亢進症」と、反対に甲状腺の機能が低下し、甲状腺ホルモンの分泌が足りなくなる「甲状腺機能低下症」が、このタイプです。

甲状腺機能亢進症の代表的なものが「バセドウ病」で、甲状腺機能低下症では「橋本病」です。なお、甲状腺機能低下症のひとつである「下垂体性甲状腺機能低下症」は、甲状腺ではなく、脳の下垂体に問題が生じ、甲状腺刺激ホルモン（TSH）が分泌されにくくなることで、甲状腺機能が低下する病気です。

2つ目は、甲状腺に炎症がおこるタイプです。痛みや発熱をともなう「亜急性甲状腺炎」や、痛みも発熱もない「無痛性甲状腺炎」などがあります。

甲状腺に炎症がおこると、甲状腺の細胞が破壊され、蓄えていた甲状腺ホルモンが漏れるため、一時的に体内での甲状腺ホルモン濃度が高まります。

3つ目は、甲状腺が腫れたり、しこり（結節）ができたりするタイプです。バセドウ病や橋本病など、甲状腺の機能異常による疾患でも甲状腺が腫れることがありますが、甲状腺の機能が正常であるにもかかわらず、腫れやしこりができる病気があります。このタイプは、甲状腺全体が大きくなる「単純性びまん性甲状腺腫」と、結節ができる「結節性甲状腺腫」に分けられ、後者には良性と悪性（甲状腺がん）があります。

甲状腺の病気の３つのタイプ

タイプ1 甲状腺ホルモン分泌の異常

甲状腺ホルモンの分泌が過剰になる
↓
バセドウ病

甲状腺ホルモンの分泌が低下する
↓
橋本病

など

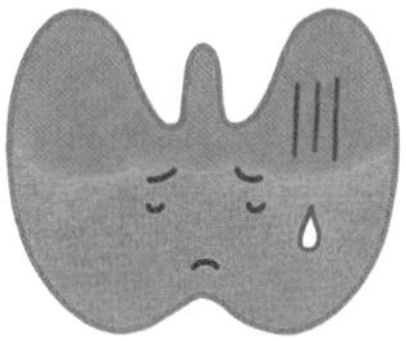

タイプ2 甲状腺の炎症

亜急性甲状腺炎、破壊性甲状腺炎

痛みも発熱もない炎症もある
↓
無痛性甲状腺炎

など

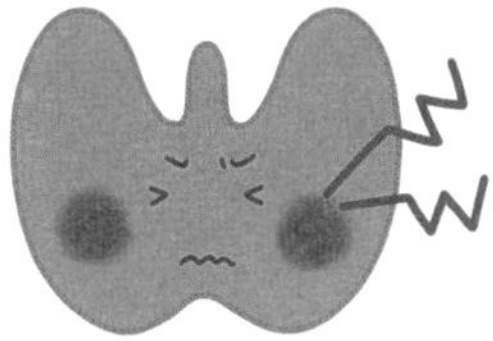

タイプ3 甲状腺の形の異常

甲状腺全体が腫れる
↓
単純性びまん性甲状腺腫

甲状腺にしこりができる
↓
良性結節性甲状腺腫、甲状腺がん（悪性甲状腺腫）

など

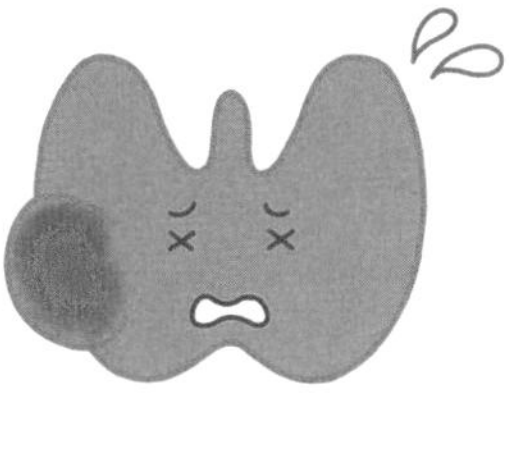

見逃されやすいサイン

甲状腺の病気になると、首まわりの見た目や、甲状腺にかかわる機能に異常が現れます。しかし「首が腫れる」こと以外では、甲状腺の病気の症状は、ほかの病気と見分けにくいのです。

また、甲状腺ホルモンは、全身のほとんどの臓器に影響を与えていることから、甲状腺機能に異常が起こると、全身にさまざまな症状が現れます。

その症状の現れ方も、性別や年齢、個人によって違いがあるため、甲状腺の病気かどうかを判別することが非常に難しく、いつ発症したのかもわからず、気づかないうちに病状が進行してしまうことも少なくありません。

とくに初期症状はあいまいで、「疲れやすい」「むくみがある」「便秘ぎみになった」など、ちょっとした体調の変化と見分けがつきません。そのため症状に気づいていても、「病院にかかるほどではない」「そのうち治る」と受診に至らず放置されてしまうことも多いのです。

甲状腺疾患は診断も難しく、ときには医師さえも見誤ることがあります。

たとえば、甲状腺疾患のひとつであるバセドウ病では、心臓がどきどきしたり、脈が速くなったりします。これらの症状によって心臓病と間違われることもあります。バセドウ病には最高血圧が高くなりやすいという症状もあるので高血圧症と間違われたり、同じようにのぼせや多汗といった症状から、更年期障害が疑われることもあります。

そして、同じく甲状腺疾患のひとつである橋本病では、気分の落ち込みがよく見られるため、うつ病と間違えられることもあります。

40代以上の女性の5％は、何らかの甲状腺疾患を抱えているといわれています。疑わしい症状がある場合には、放置せずに、早めに受診するようにしましょう。

その症状、甲状腺が原因かもしれません

甲状腺疾患で起こる症状は、ほかの病気などと似たものがあります。少しでも気になるときや、長引く場合は専門医へ相談しましょう。

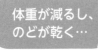

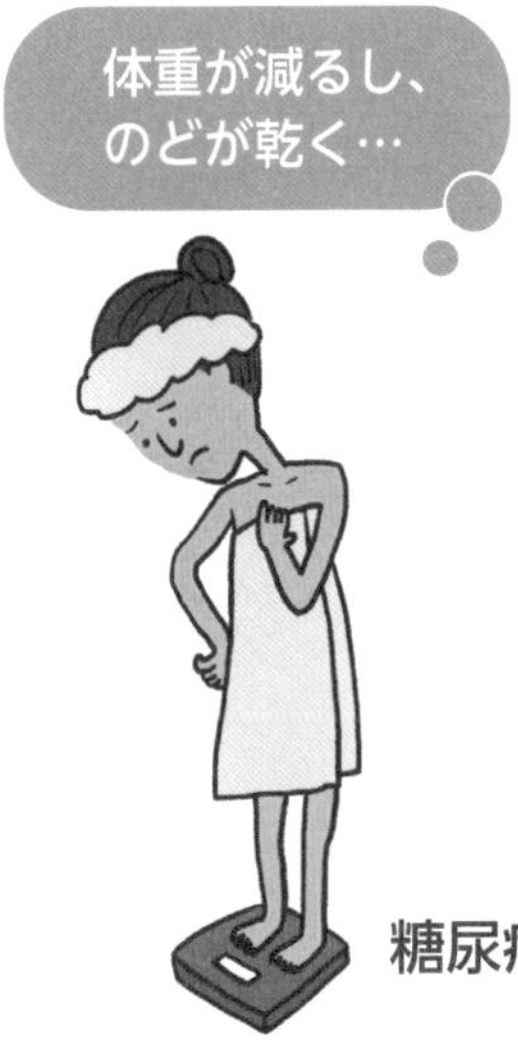

糖尿病かも？

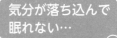

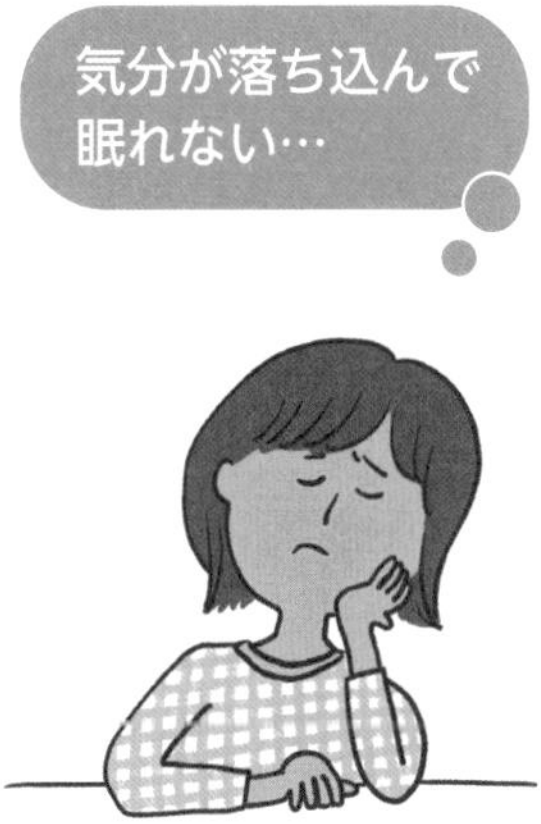

うつ病かも？

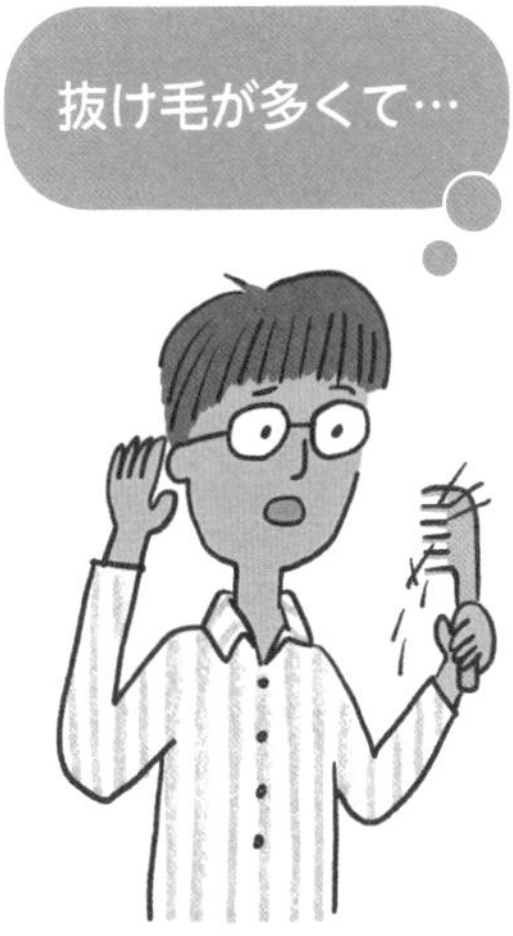

老化だから仕方ない？

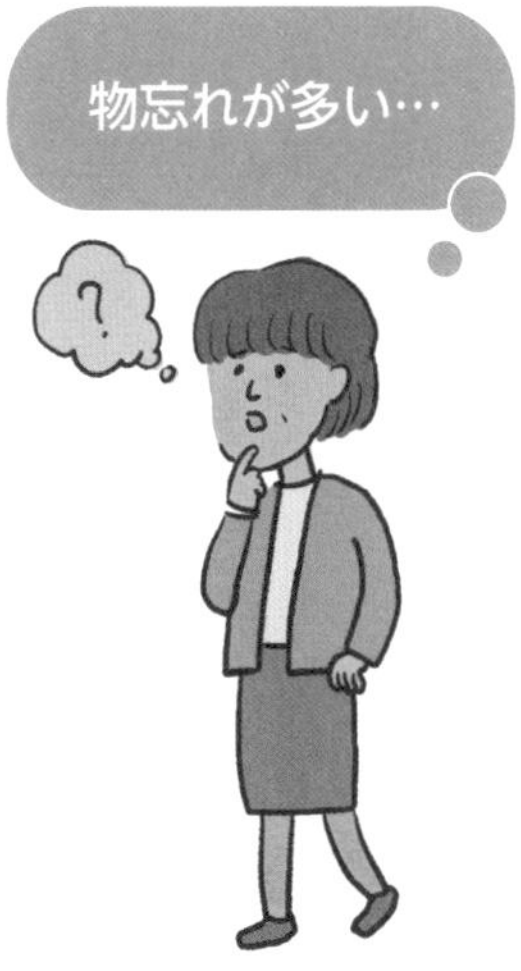

認知症かも？

甲状腺の病気は専門医へ

気になる症状は専門医へ相談

甲状腺の病気は、首の腫れや眼球の突出《とっしゅつ》といった症状が、受診のきっかけとなることが多いようです。最近では、健康診断や人間ドックでの医師の触診で、小さな腫れが見つかったり、血液検査で何らかの異常が判明したりしたことも受診のきっかけとなり、甲状腺疾患が初期の段階で見つかることが増えています。

甲状腺疾患は、早めに見つけて適切な診断・治療を受ければ、その後の経過は良好になります。まずは、左ページにあげた代表的な甲状腺疾患の症状と、間違われやすい病気の一覧を確認し、気になる症状がないか確認してみましょう。

もし、甲状腺の病気が疑われる場合には、甲状腺の専門医がいる病院・医院を受診します。

甲状腺の病気は、甲状腺の専門医でなければ、見逃してしまうおそれがあります。また、ほかの病気と見分けがつきにくいため、甲状腺疾患に気づかないまま、ほかの病気として治療を続けてしまうケースも少なくありません。

甲状腺の専門医であれば、臨床経験が豊富であるため、首の腫れなどの明らかな症状だけでなく、患者さんの顔貌《がんぼう》（顔のつくり）や声の状態などからも、多くの情報を得ることができます。さらに、専門医は最新の治療にも通じていますので、よりよい治療を受けることができます。

総合病院では、内分泌科や内分泌代謝科だけでなく、内科や外科にも甲状腺専門医がいる場合もあります。日本甲状腺学会のホームページ※では、全国の甲状腺疾患の専門病院・医院、認定専門医や認定専門医がいる施設を調べることができます。

※https://www.japanthyroid.jp/

甲状腺の病気のおもな症状と間違われやすい疾患

	症状	間違われやすい疾患
甲状腺ホルモンが過剰になる病気（バセドウ病など）のおもな症状	動悸《どうき》	心臓病
	体がほてる	更年期障害
	筋力低下	筋肉の病気
	手が震える	神経の病気
	血圧が高い	高血圧
甲状腺ホルモンが減少する病気（橋本病など）のおもな症状	だるい、無気力	疲労、うつ病
	むくみ	腎臓病、心臓病
	コレステロール値が高い	脂質異常症、更年期障害
	寒がり	冷え性
	皮膚の乾燥	老化、皮膚の病気

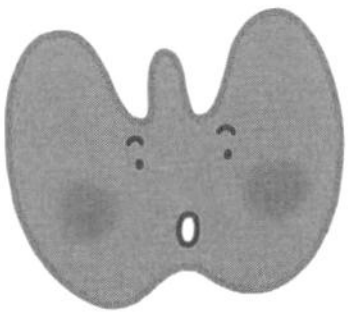

正しく診断を受けると同時に、症状が似たほかの病気ではないかなどを確認することも大切

Column

甲状腺の病気の歴史

甲状腺の病気については、紀元２世紀、つまり今から1900年ほど前に、ギリシャの医学者だったガレノスが、甲状腺を含む頸部《けいぶ》（首回り）の腫瘍を手術した記録が残っています。つまり、紀元前から甲状腺腫瘍らしき病気があったことが確認されています。

当時、甲状腺は喉の一部とみられており、頭から下りてくる痰《たん》が多すぎると、甲状腺腫瘍になると考えられていました。

そして、甲状腺が独立した臓器であることが判明したのは、1656年のこと。イギリスの解剖学者であるトーマス・ウォートンが、「甲状腺(thyroid)」と名づけたのです。

しかしこの時点では、甲状腺は内分泌器官ではなく、リンパ腺の一部か血管の回路のようなものであると考えられていたようです。それもそのはず、当時はまだ「ホルモン」というものの存在がわかっていなかったのです。

そして1830年代に入ると、アイルランドの医師であるロバート・ジェームス・グレーブスや、ドイツの医師であるカール・アドルフ・フォン・バセドウが、それぞれバセドウ病について報告する論文を発表しました。

1912年には、日本の橋本策《はかる》博士がドイツ留学中に、甲状腺疾患の患者の病理所見を詳細に調べた「リンパ球甲状腺炎」という論文を発表しました。当時、この論文はあまり注目されませんでしたが、1940年代以降の免疫学の発展にともない、欧米でも広く知られるようになり、博士が発見した病気として「橋本病」という名がつけられたのです。

第 2 章

甲状腺の検査

甲状腺疾患が疑われる場合、医師による問診や触診のほかに、血液検査や画像を使うなど、さまざまな検査が行われます。ここでは、安心して検査に臨めるよう、流れと内容をわかりやすく説明します。

検査は問診と触診からスタート

自覚症状などを正確に伝えよう

甲状腺の異常を疑って受診した場合には、まず医師による問診と触診が行われます。

問診では、自覚症状やそれが始まった時期が確認されます。これは、医師が患者さんの状態を把握するための基本となる情報ですので、できるだけ正確に答えましょう。気になる症状については、あらかじめメモしておくとスムーズに説明できます。

また、甲状腺疾患は遺伝もかかわっていることがあるため、両親やきょうだい、祖父母、おじ・おばなど、血縁者に甲状腺疾患になった人がいないかも確認されます。可能な範囲で事前に調べておくようにしましょう。

加えて、喫煙・飲酒の習慣や、既往歴《きおうれき》（これまでにかかった病気）、また使用している薬もあれば正しく伝えます。

甲状腺はほかの臓器と比べて、体の表面に近いところにあるため、皮膚の上から触れる触診で甲状腺の状態を確認できます。触診では、医師が皮膚の上から触り、甲状腺に腫れやしこりなどの異常がないかを確認します。触診の流れとしては、医師は喉仏の下にある輪状軟骨を確かめたうえで、気管に沿って指を下ろしていきます。このときつばを飲み込むことを指示されたり、後方から触診されたりすることもあります。

腫れについては、弾力や拍動の有無などを確認します。しこりについては、大きさや硬さ、個数、押して動くかどうか、痛みがあるかどうかを確かめます。

なお、初診時には、触診がしやすいよう、首元を出せる服装にして、診察前にネックレスやネクタイなどを外しておきましょう。

用語解説　拍動　心臓が血液を送り出すときの収縮・弛緩運動のこと。

医師による問診と触診

問診の一例

- どんな症状がありますか
- いつから症状がありますか
- その症状はどんどん強くなっていますか
- これまで甲状腺の病気になったことはありますか
- 家族や親戚に甲状腺の病気の方はいますか
- これまで大きな病気をしたことはありますか
- なにか薬を服用していますか

など

これらのほか、気になる症状があれば、あらかじめメモして受診するのがおすすめです

触診

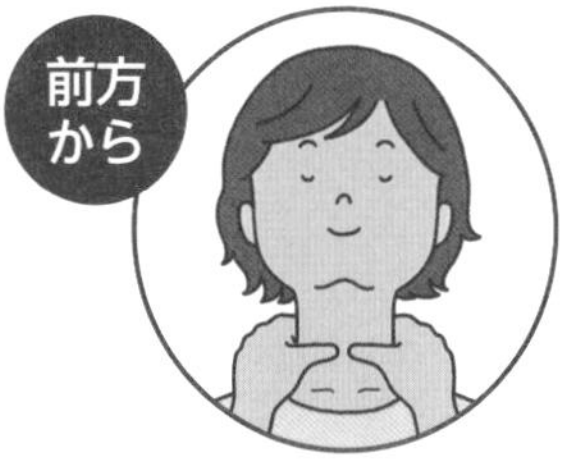

- 輪状軟骨、気管に沿って触診する
- 全体の腫れや拍動、しこりなどを確認する

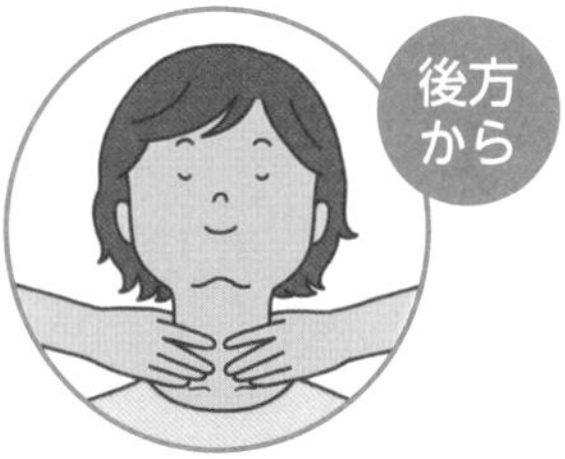

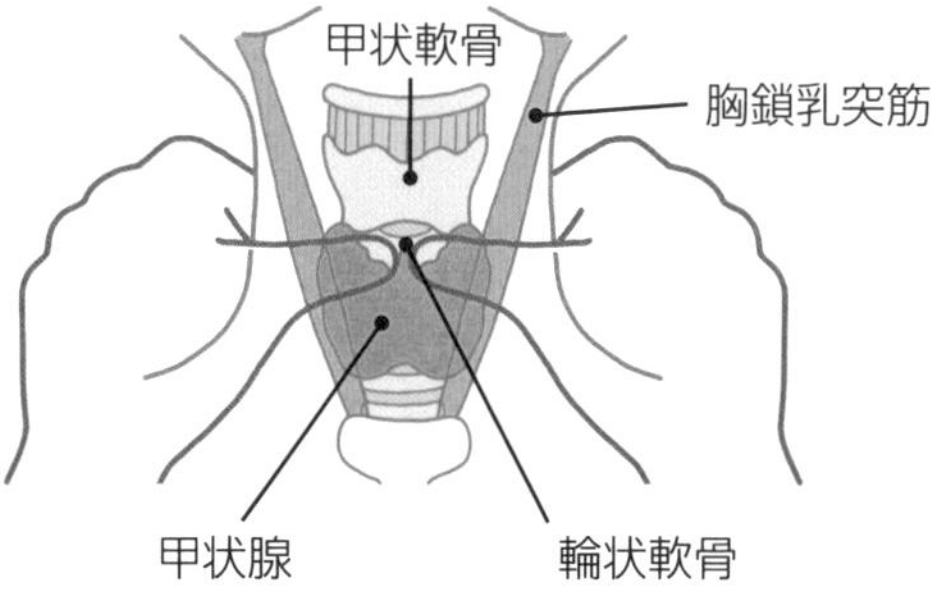

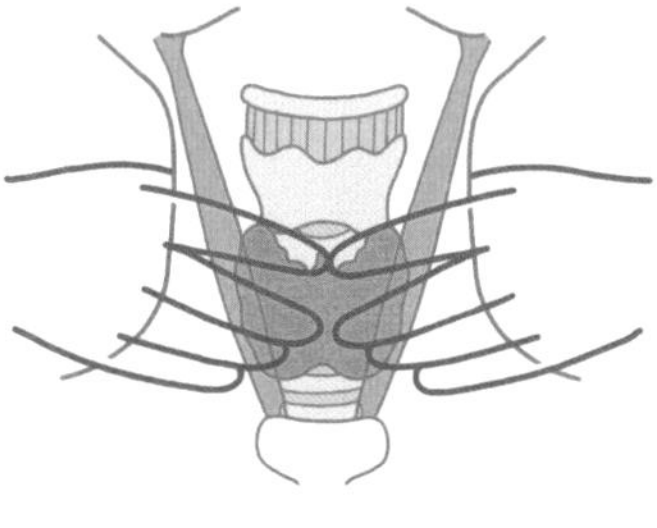

甲状腺ホルモンを調べる

血液検査で、血液中の甲状腺ホルモンの濃度を調べることで、甲状腺の機能の状態を確認することができます。

甲状腺ホルモンには、T4とT3の2種類があります（P18を参照）。これらが血液中にあるとき、約99・5％はサイロキシン結合グロブリン*（TBG）と結合した形になっています。これは、ホルモンが活性化されていない、つまりホルモンとして働けない状態であるため、活性化させるにはTBGから離れなくてはなりません。

これらの「たんぱく質結合型」と異なり、わずかながらもTBGから離れて「遊離型」として存在している甲状腺ホルモンがあります。それが「フリーサイロキシン（FT4）」と「フリートリヨードサイロニン（FT3）」で、これらが全身の細胞に取り込まれ、甲状腺ホルモンとしての働きをするのです。

そこで血液検査では、実際にホルモンとして活性化されているFT4とFT3の数値を測定します。

伊藤病院におけるFT4の基準範囲は0・80〜1・60ng／dL、FT3の基準値は、2・20〜4・30pg／mLとされています。測定値が基準値より高めならば、甲状腺機能が亢進している（高まっている）と判断され、低ければ機能が低下していると考えられます。

ナノグラム（ng）は10億分の1g、ピコグラム（pg）は1兆分の1gを表す単位です。ですから、それぞれが血液中にあるのはごく微量であることがわかります。とくに、pgで表しているFT3はあまりにも微量であり、測定値が正確に出ないこともあります。

そこで診断は、FT4の数値と甲状腺刺激ホルモン（TSH）の数値（P36〜37を参照）を中心にFT3と併せて、総合的に行われます。

用語解説　サイロキシン結合グロブリン　肝臓で合成され、血液中に分泌される糖たんぱくで、甲状腺ホルモンの運ぶ役割をしている。

遊離型の甲状腺ホルモンで機能を調べる

T3とT4の99.5%は、血液中でたんぱく質と結合してしまう（たんぱく質結合型）。残りの0.5%がFT3、FT4（遊離型）となり、細胞に取り込まれて甲状腺ホルモンとして働く

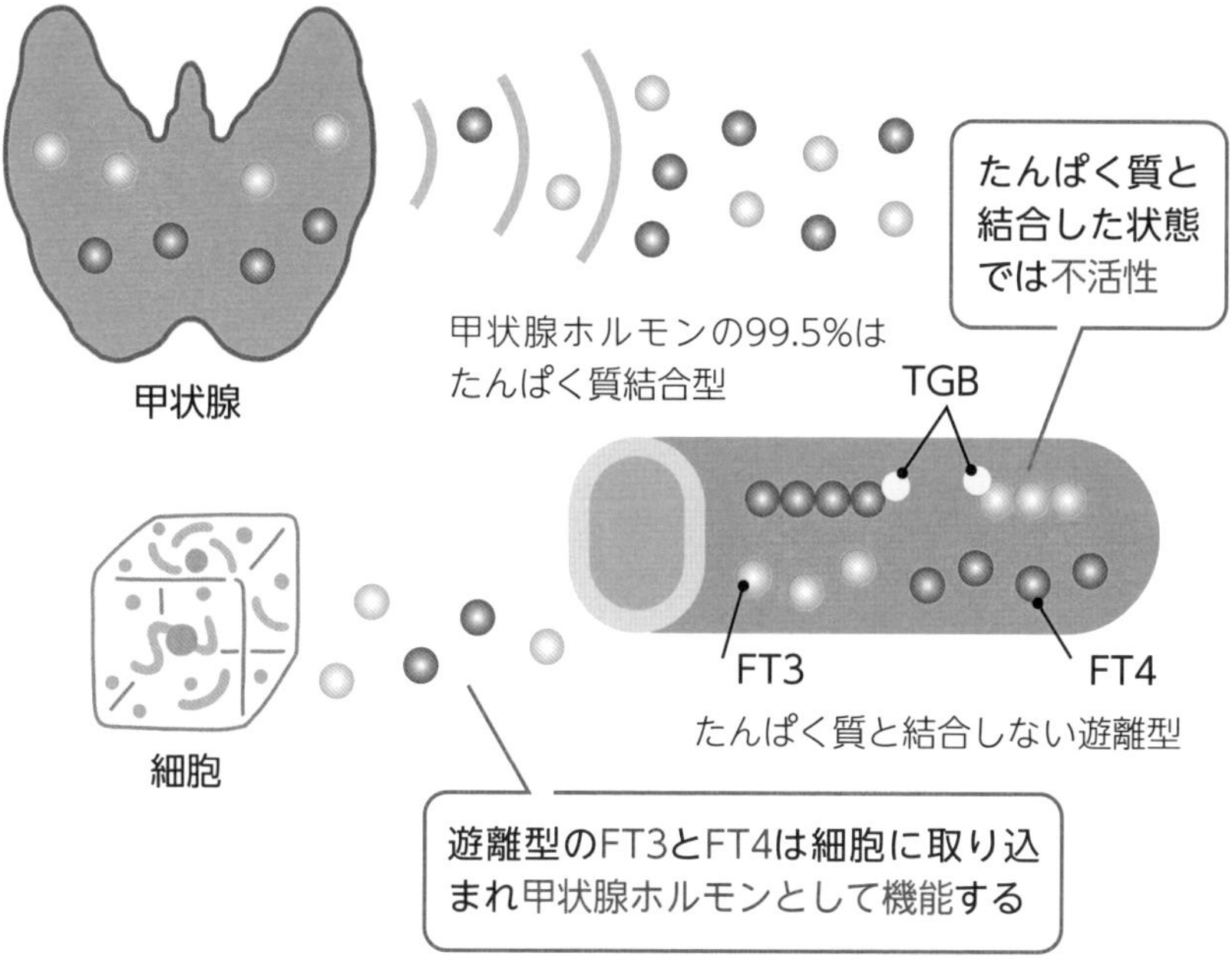
たんぱく質と
結合した状態
では不活性
甲状腺ホルモンの99.5%は
たんぱく質結合型
甲状腺
TGB
FT3
FT4
たんぱく質と結合しない遊離型
細胞
遊離型のFT3とFT4は細胞に取り込まれ甲状腺ホルモンとして機能する

血液検査の基準値

FT3（フリートリヨードサイロニン）	2.20~4.30pg/mL
FT4（フリーサイロキシン）	0.80~1.60ng/dL
TSH（甲状腺刺激ホルモン）	0.20~4.50μIU/ImL

※血液検査で甲状腺ホルモン量を調べるときは、遊離型の甲状腺ホルモン量を調べる

甲状腺刺激ホルモンを調べる

甲状腺の機能を確認する血液検査では、甲状腺ホルモンだけでなく、甲状腺刺激ホルモン（ＴＳＨ）の数値も確認します。

脳の下垂体から分泌されるＴＳＨは、血液中の甲状腺ホルモンの量を調節するために働くホルモンです。下垂体は、同じく脳にある視床下部とともに、血液中の甲状腺ホルモンの量をチェックし、ＴＳＨの分泌をコントロールしています。

甲状腺ホルモンが正常値より少なくなると、ＴＳＨの分泌を増やすことで甲状腺を刺激し、甲状腺ホルモンの分泌を促そうとするのです。反対に、甲状腺ホルモンが正常な状態よりも増えてくると、ＴＳＨの分泌を減らし、甲状腺ホルモンの分泌を抑制しようとします。

このように、ＴＳＨの量は甲状腺ホルモンの量に反映されているため、ＴＳＨの検査数値を見れば、甲状腺機能がどのような状態であるかがわかるのです。

またＴＳＨは、血液検査において、甲状腺ホルモン（ＦＴ４とＦＴ３）よりも鋭敏で検知しやすく、検査値も安定しています。そのため、ＴＳＨを調べることで血液中の甲状腺ホルモンの量を推測し、そこからどんな病気が潜んでいるかをふるいわけする「スクリーニング検査」としても用いることができます。

なお、伊藤病院におけるＴＳＨ検査の基準範囲は、０・20～４・50μＵ《マイクロアイユー》／mLです。一般的には、ＴＳＨが低いと甲状腺ホルモンが過剰である（甲状腺機能亢進症）と考えられ、ＴＳＨが高い場合は甲状腺機能低下症の疑いがあります。

たとえば、甲状腺ホルモンの分泌が過剰になるバセドウ病などでは、０・1μＵ／mL以下になります。一方で、橋本病のように甲状腺ホルモンが低下する病気では数値が上がり、基準範囲を超えてしまいます。

甲状腺刺激ホルモンの役割

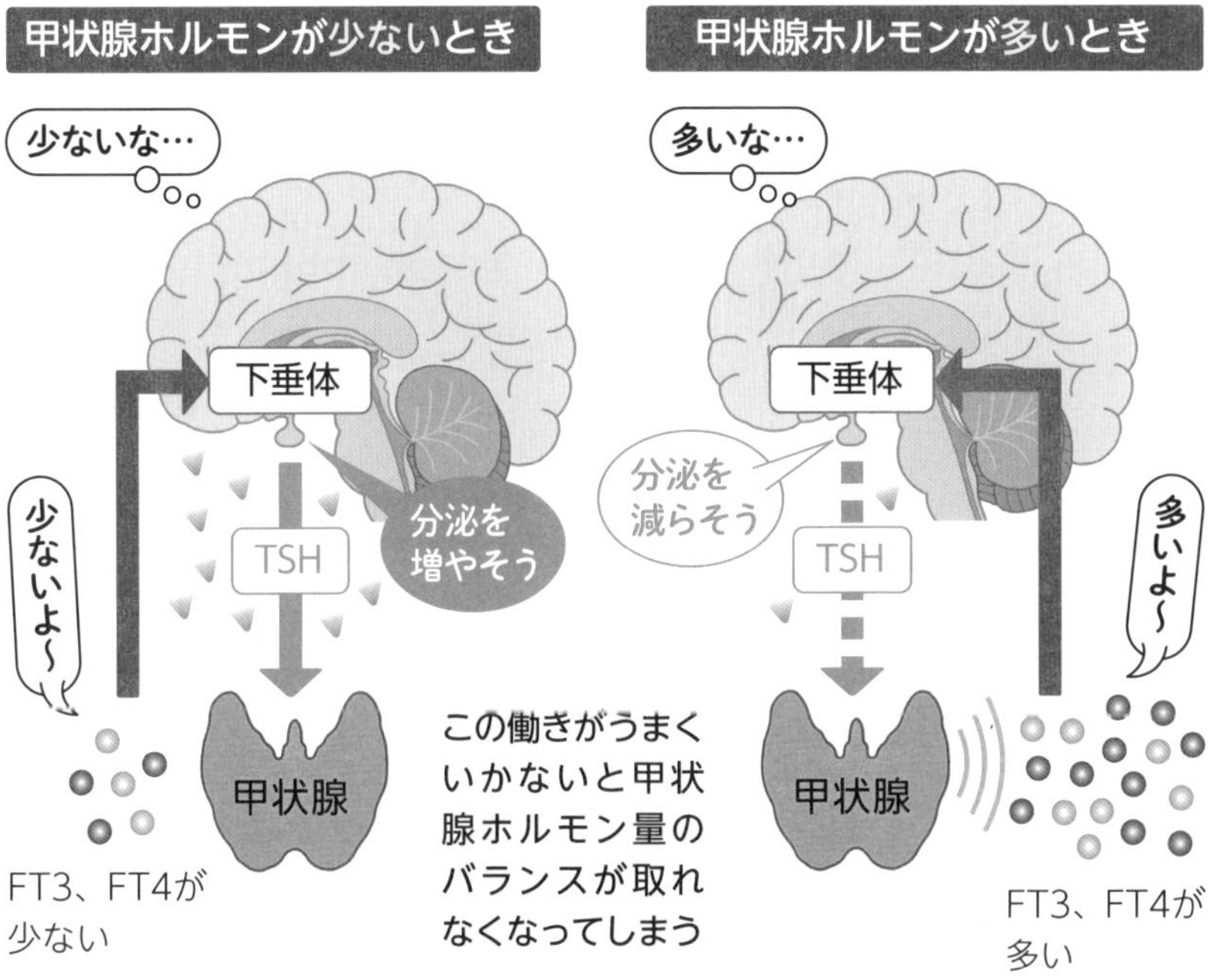

甲状腺ホルモンと甲状腺刺激ホルモンの関係はシーソー

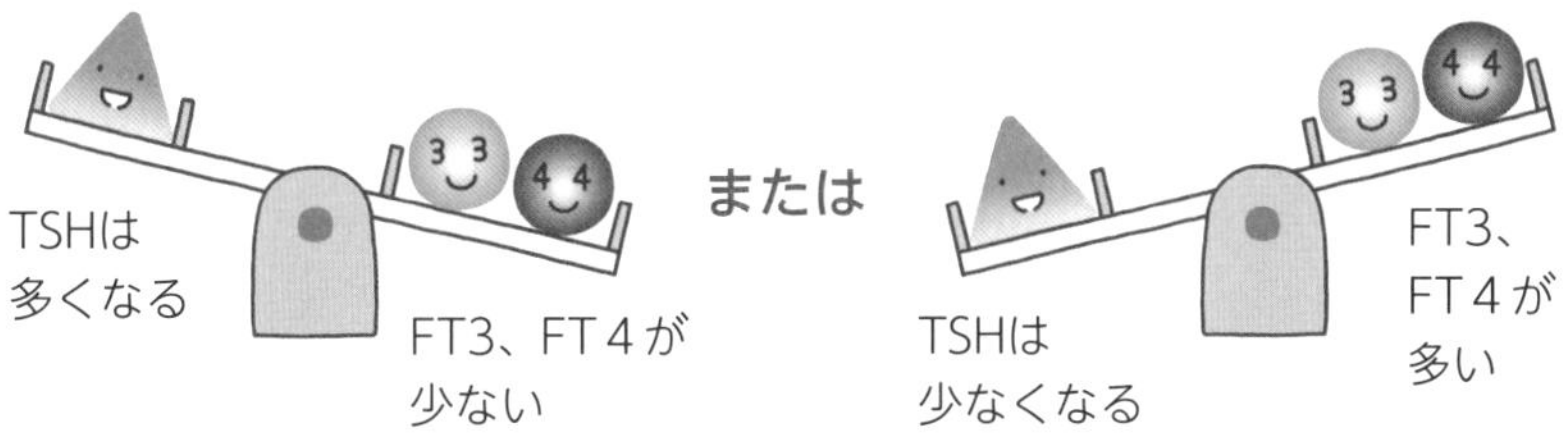
TSHは多くなる
FT3、FT4が少ない
この働きがうまくいかないと甲状腺ホルモン量のバランスが取れなくなってしまう
または
TSHは少なくなる
FT3、FT4が多い

甲状腺刺激ホルモンの分泌が多いのは、甲状腺ホルモンが少ないためなので、甲状腺機能低下症が疑われます。逆に甲状腺刺激ホルモンが少ないときは、甲状腺ホルモンが多いためなので、甲状腺機能亢進症が疑われます。

免疫力を調べる

人間の体では、外から侵入するウイルスなどの異物を排除するために、「抗体」という物質をつくり出します。しかし、自分の細胞や成分などを異物と見なしてしまい、それを攻撃するための「自己抗体」という抗体を生み出すこともあります。

その自己抗体が自分の体を傷つけてしまうことで、引き起こされる病気を「自己免疫疾患」といい、甲状腺疾患のバセドウ病や橋本病もそのひとつです。そこで、バセドウ病や橋本病であるかどうかを調べるために、血液検査では次の４種類の自己抗体の有無や程度についての測定を行います。

①抗ＴＳＨ受容体抗体（ＴＲＡｂ）
②甲状腺刺激抗体（ＴＳＡｂ）
③抗サイログロブリン抗体（ＴｇＡｂ）
④抗甲状腺ペルオキシダーゼ抗体（ＴＰＯＡｂ）

①のＴＲＡｂは、甲状腺の細胞膜にあるＴＳＨ受容体に対してできるものです。ＴＳＨ受容体は、下垂体から分泌された甲状腺刺激ホルモン（ＴＳＨ）を受け止め、ＴＳＨに刺激されて甲状腺ホルモンを分泌させています。このＴＳＨ受容体に対する自己抗体（ＴＲＡｂ）ができると、ＴＳＨの代わりにＴＲＡｂがＴＳＨ受容体を刺激して、甲状腺ホルモンを過剰に分泌させてしまうのです。

②のＴＳＡｂは、甲状腺を刺激する抗体です。

③のＴｇＡｂは、甲状腺を形成する濾胞細胞に存在する、甲状腺ホルモンの合成・貯蔵に必要なサイログロブリンというたんぱく質に対する自己抗体です。

④のＴＰＯＡｂは、ヨウ素を材料として甲状腺ホルモンをつくるペルオキシダーゼという酵素に対してつくられるものです。

なお、バセドウ病では①と②が陽性になることが多く、まれに③、④も陽性になります。橋本病では、③と④が陽性になることが多いです。

自己抗体検査でバセドウ病・橋本病を調べる

①抗TSH受容体抗体（TRAb）	TSH受容体に対して作られる自己抗体。バセドウ病がわかる。
②甲状腺刺激抗体（TSAb）	甲状腺を刺激する抗体。
③抗サイログロブリン抗体（TgAb）	橋本病で陽性になる。バセドウ病でも陽性になることがある。
④抗甲状腺ペルオキシダーゼ抗体（TPOAb）	橋本病で陽性になる。バセドウ病でも陽性になることがある。

たとえばバセドウ病の場合は…

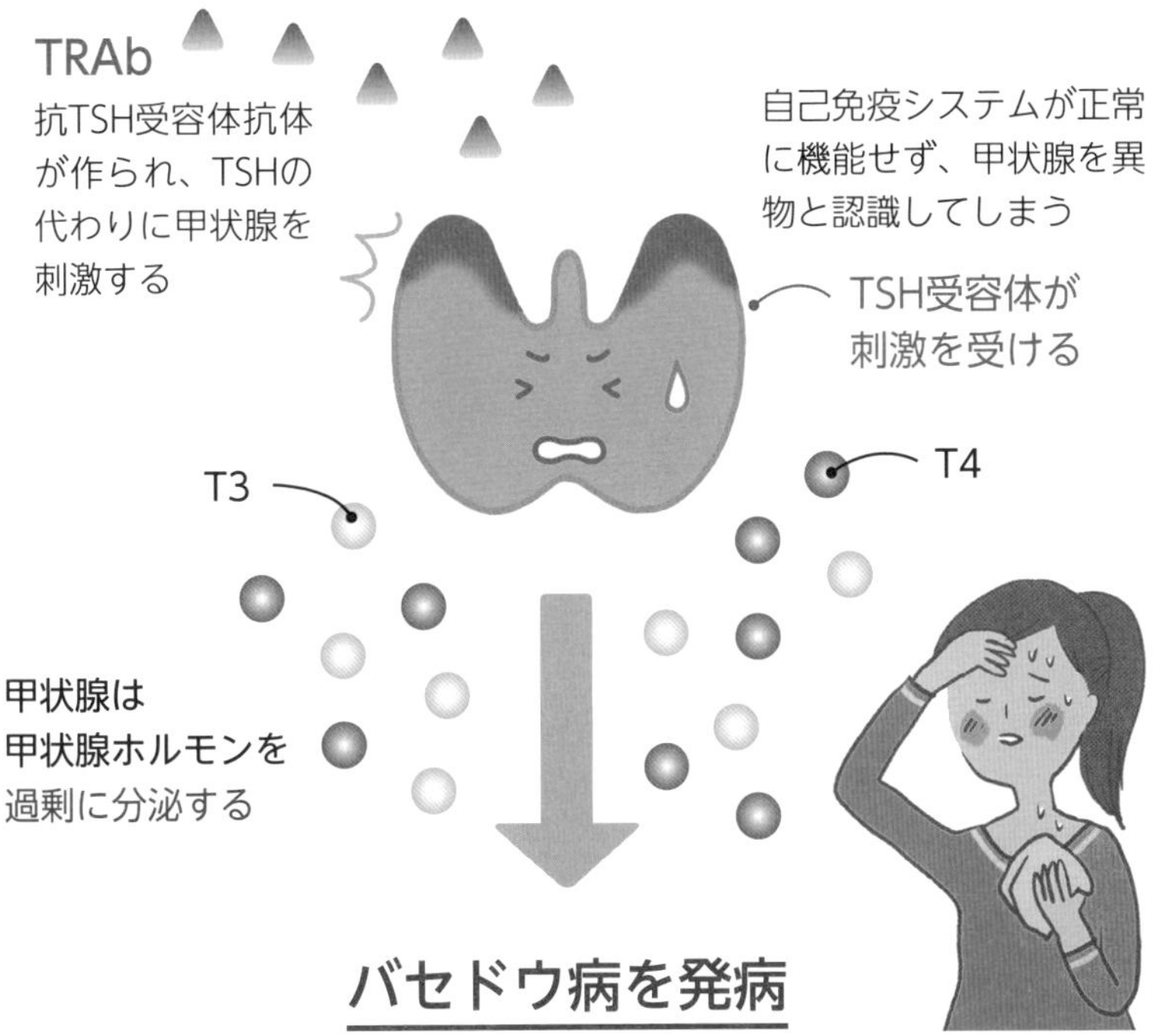
TRAb
抗TSH受容体抗体が作られ、TSHの代わりに甲状腺を刺激する
自己免疫システムが正常に機能せず、甲状腺を異物と認識してしまう
TSH受容体が刺激を受ける
T3
T4
甲状腺は甲状腺ホルモンを過剰に分泌する
バセドウ病を発病

検査について

超音波検査

甲状腺の病気が疑われる場合に、血液検査とともに必ず行われるのが、「超音波検査」です。

超音波とは、人間の耳には聞こえないほど周波数の高い音のことで、医療では2万ヘルツ以上の音をさします。超音波検査では、体に発信した超音波が、臓器などに当たって戻ってくる反射波（エコー）を利用し、画像にして確認します。

超音波検査では、水分が多い部分は黒く写り、固形物は白く写ります。その性質を活かして、臓器に異常がないかを調べたり、臓器の炎症や腫瘍（できもの）の有無を診断できたりします。甲状腺の検査においては、超音波で甲状腺の大きさや位置、腫瘍の状態などを確認します。

近年、超音波検査装置の性能が上がり、より鮮明な画像を得られるようになりました。そのおかげで、甲状腺にある腫瘍・しこりの数や、その内部構造までもわかるようになり、腫瘍が良性か悪性かの判断もつくようになりました。

甲状腺の超音波検査は、患者さんの首の表面に超音波を発する器具（プローブ）を当てて行います。その際、プローブと皮膚に隙間ができ超音波が空気によって散乱するのを防ぐため、またプローブの滑りをよくするためゼリーを塗ります。

超音波検査の検査時間は5~10分程度で、痛みもなく、使用する機器も小さいため、患者さんの負担が軽い検査といえます。また、体への影響はほとんどないため、繰り返し検査が行えるのも利点です。妊娠中の胎児を撮影する検査にも使用していることからもわかるように、妊娠・授乳中の女性でも安心して受けることができます。

超音波検査とは

甲状腺疾患を調べるために、血液検査、問診、触診とともに行われるのが超音波検査です。エコー検査ともいいます。

超音波検査

甲状腺がある首の周りにプローブ（超音波発信器）を当て、コンピューター処理をしながら画像をとらえます。検査を行うのは医師や臨床検査技師です。

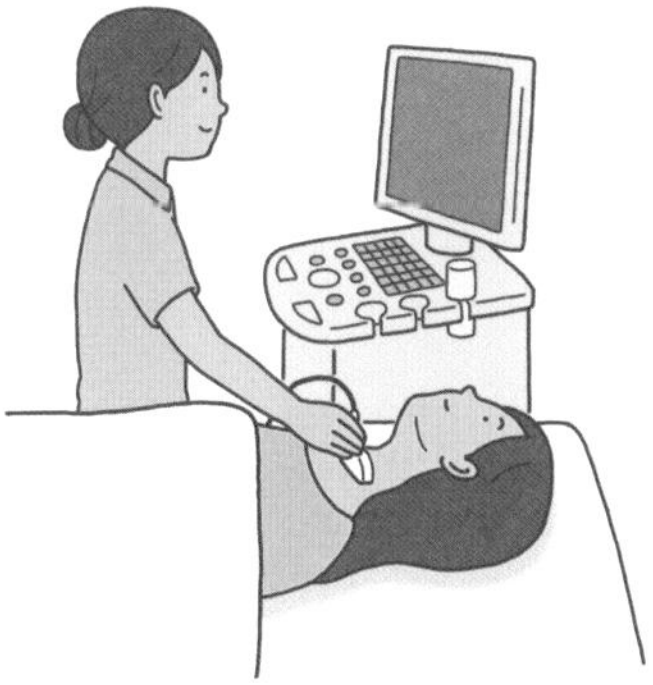

正常な甲状腺の画像

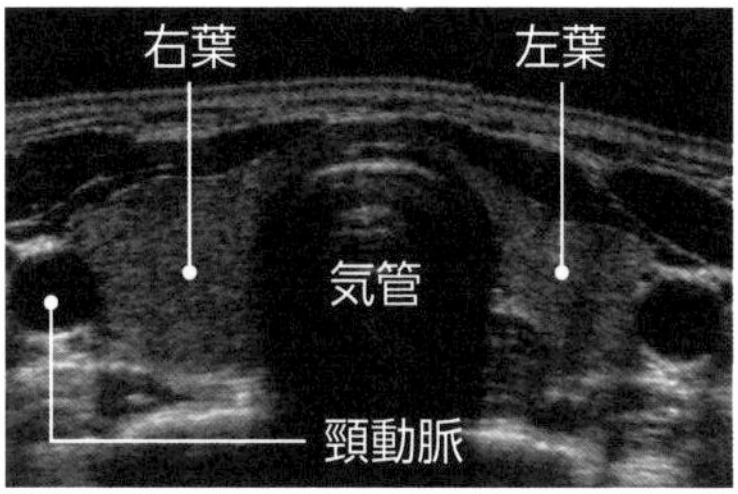

- 検査時間は5～10分ぐらい
- 妊娠、授乳中の女性でも使える
- 体への負担がほぼなく、繰り返し行える
- 検査の日は、首元を開けられる衣服の着用がのぞましい
- ネックレスやネクタイなどは外す

超音波検査による橋本病とバセドウ病の画像

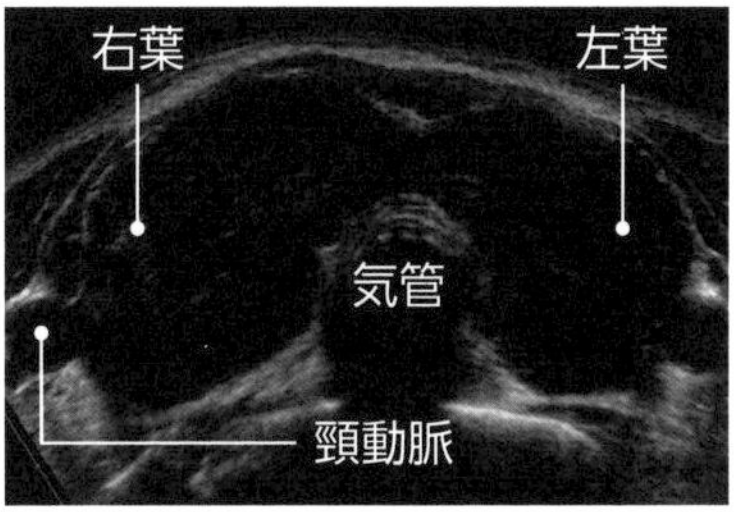

橋本病

両葉、峡部とも全体に腫れている。橋本病の特徴である表面の凸凹、内部の不均質がある

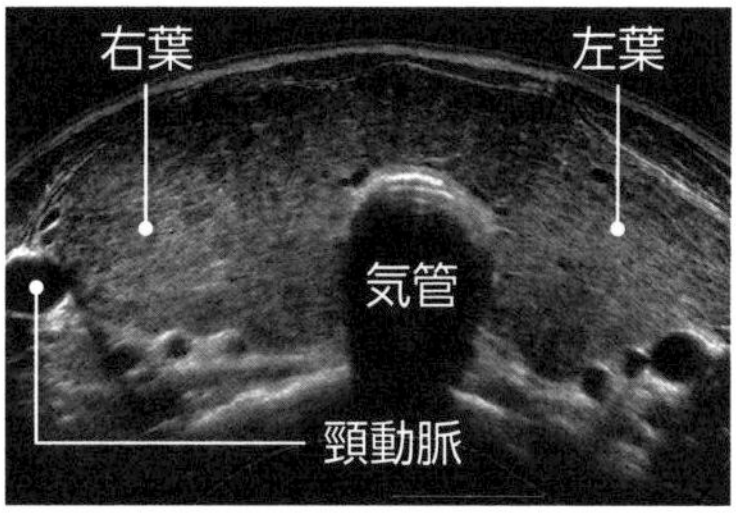

バセドウ病

両葉とも全体に腫れている。内部は均質の状態で、これはバセドウ病の特徴である

アイソトープ検査

甲状腺の病気の多くは、触診や血液検査、超音波検査で診断できますが、診断をつけられないときや、甲状腺がんの転移の有無を確認する場合には、「アイソトープ検査（シンチグラフィ、核医学検査）」を行います。この検査は、甲状腺ホルモンの材料として、甲状腺にヨウ素が集められる仕組みを利用したものです。ごく微量の放射線を出す放射性ヨウ素を、カプセルの服用によって体内に入れ、放射線をとらえるガンマカメラで撮影します。

アイソトープ検査を行う場合には、検査の1週間ほど前から、ヨウ素を含む海藻類などを食べるのを控えなくてはなりません。また、放射性ヨウ素が取り込まれる様子を、時間を追って撮影するため、2日間連続で通院する必要があります。

こうして撮影された画像である「シンチグラム」では、放射性ヨウ素を多く取り込んだ部分は濃く、あまり取り込んでいない部分は薄く写ります。つまり、甲状腺ホルモンがさかんに合成されていると濃く、合成量が少ないと薄く写ります。

たとえば、甲状腺が過剰に機能しているバセドウ病の人では、甲状腺の左葉・右葉の形がはっきりわかるほど濃く写ります。健康な人の場合、ヨウ素を体内に入れると、24時間で約10～35％が甲状腺に集まりますが、バセドウ病の患者さんの場合は、40％以上ものヨウ素が集まるとされています。

また、甲状腺以外のところに濃い影があると、甲状腺がんの転移が疑われます。

アイソトープ検査には、カプセルの放射性ヨウ素のほか、テクネシウムを使った注射の検査もあります。用いるのは体に害がないほどの微量ですので、被ばくの心配はありません。ただし、妊娠・授乳中の女性には、アイソトープ検査は行われません。

なお、放射性ヨウ素は、バセドウ病や甲状腺がんの治療にも使われています。

アイソトープ検査とは

微量の放射性ヨウ素※を含む薬をカプセルで服用し、薬から出る放射線を専用の装置でとらえます。事前に被ばくについての資料を読んでいただき、十分な説明を行います。

※放射性同位元素（RI＝ラジオアイソトープ）

注意事項

- 検査の１週間前から昆布やわかめなどヨウ素を含む食べ物は控える
- 妊娠、授乳中は行わない

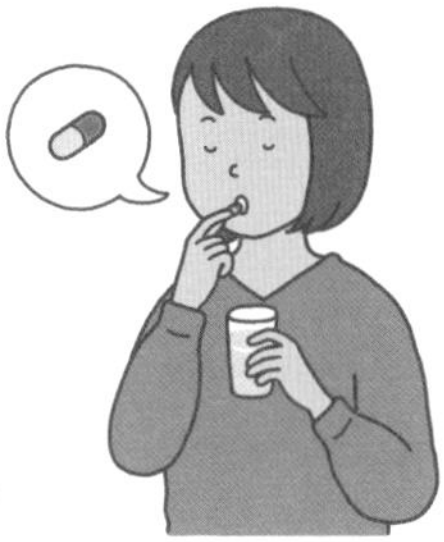

① 放射性同位元素を体内に入れる

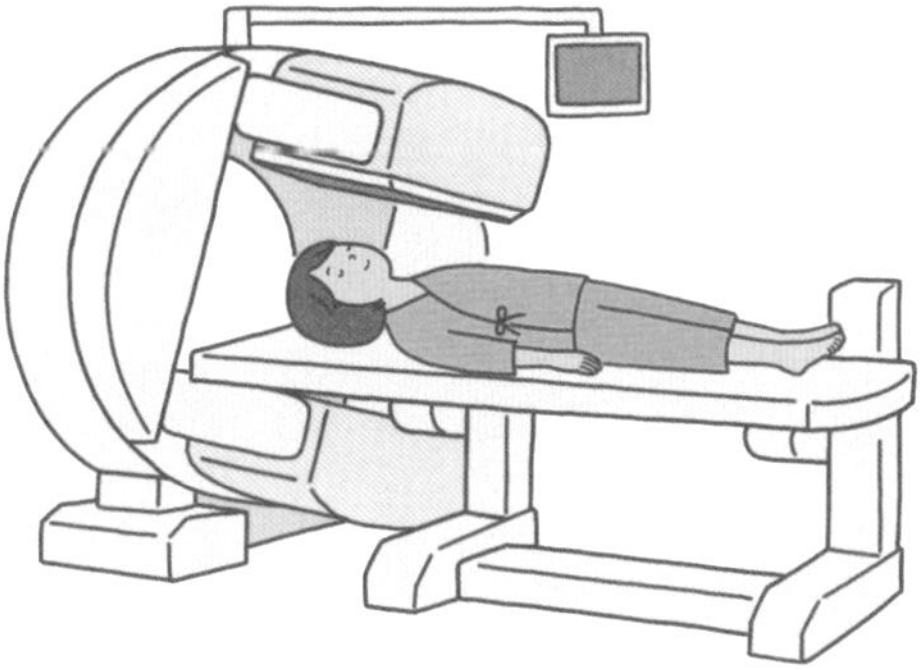

② 24時間後、機械を使いガンマカメラで撮影する

③ 画像（シンチグラム）でヨウ素の分布を確認し、甲状腺の形や腫瘍の有無などをみるカメラで撮影する

バセドウ病のシンチグラム

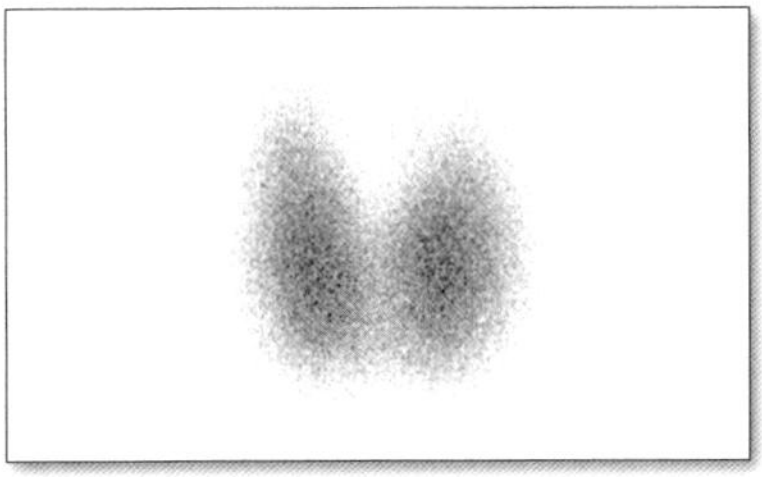

甲状腺ホルモンが過剰に作られヨウ素が集まっているので濃く写る

穿刺《せんし》吸引細胞診検査

甲状腺にある腫瘍が、良性か悪性かどうか、つまり甲状腺がんであるかどうかを調べる検査としては、「穿刺《せんし》吸引細胞診検査」がもっとも信頼のおけるものです。

また、超音波検査で良性と判断できてはいるものの、あまりにも腫瘍が大きかったり、超音波検査では診断が難しかったりする場合にも、穿刺吸引細胞診検査を行います。

穿刺吸引細胞診検査は、腫瘍にめがけて注射針を刺し、その部位の細胞を採取する検査方法です。吸引時間は数秒程度ですので、ほとんど痛みは感じず、麻酔の必要もありません。

最近では、超音波検査装置を使って、画像で腫瘍の位置を確認しながら注射針を刺し、吸引することが多いです。これによりわずか直径5㎜ほどの腫瘍にも、正確に針を刺すことができます。なお、採取した細胞は、病理医が顕微鏡などの器具を用いて調べます。

甲状腺がんにはいくつかの種類がありますが、その90%を占める甲状腺乳頭がんは、穿刺吸引細胞診検査と超音波検査を組み合わせることで、ほぼ診断できます。

また、髄様《ずいよう》がんや未分化がん、リンパ腫などの悪性腫瘍も、穿刺吸引細胞診検査での判別が可能です。ただし濾胞がんは、穿刺吸引細胞診検査だけでは悪性かどうかの診断ができません。手術で取り出した腫瘍を顕微鏡で確認し、まわりの組織へがん組織が染み出しているかどうかで診断します。

穿刺吸引細胞診検査は、「首に針を刺す」ときくと、怖いと感じる人もいるかもしれませんが、体への負担は大きいものではありません。検査のあとの処置は、針を刺した部分を10〜30分ほど圧迫止血するだけで済みますので、外来診療ででき、その日のうちに帰宅できます。

用語解説　病理医　疾患の確定診断を行う医師。患者を診察する臨床医との連携しながら診療する。

細胞を採取して調べる

甲状腺に針を刺して細胞を取り出して調べ、甲状腺腫瘍が良性か悪性かを診断します。

穿刺吸引細胞診検査

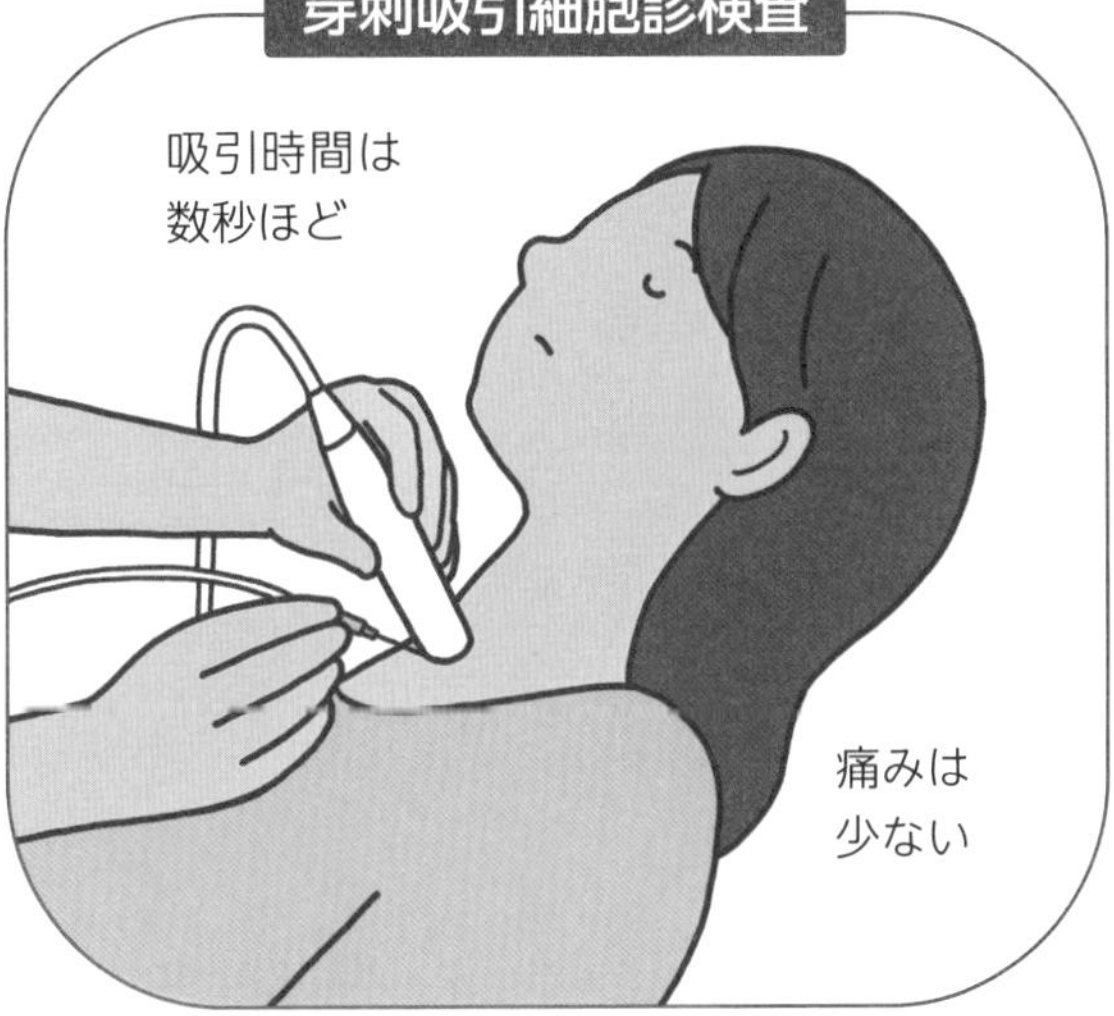

超音波で甲状腺の位置を確認しながら針を刺し、注射器で甲状腺腫瘍の細胞を吸引。

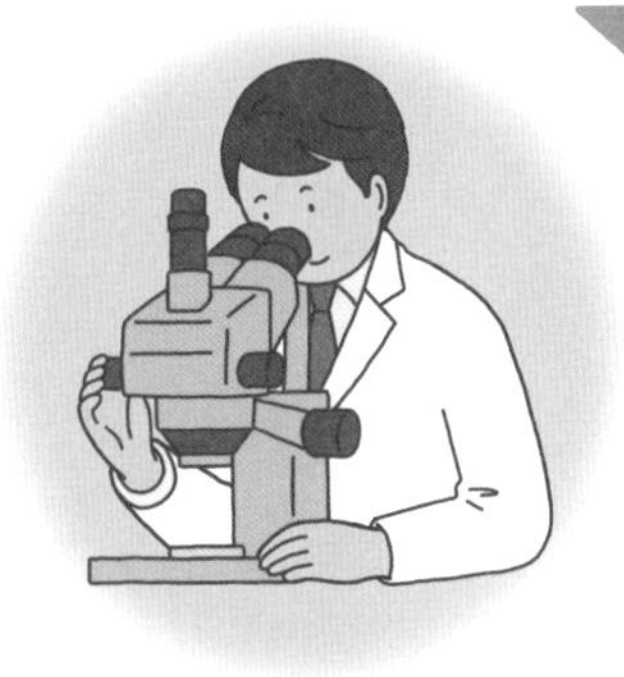

顕微鏡で細胞を検査する。

痛みや体への負担はほとんどないので、麻酔はしません。吸引中は動かないように注意！

腫瘍が良性か悪性かがわかるので、治療方針が決まる

CT検査、MRI検査

甲状腺疾患の多くは、超音波検査である程度の診断をつけられます。しかし超音波は、骨などの硬いものに当たると、すべて表面で跳ね返されて真っ白に写り、裏に隠れている部分を確認することはできません。

このように、超音波検査では確認しにくい位置の病変については、「CT（Computered Tomography）検査」を用いて検査をします。

CT検査は、X線（レントゲン）で撮った多量の画像をコンピュータで再構成し、人体の断面図として表したものです。甲状腺を縦・横・斜めから輪切り状態にして見ることができるため、病変部位を見つけやすく、甲状腺とまわりの臓器の位置関係や血管などの状態を細かく確認できます。甲状腺がんと診断が出ている場合には、手術前にがんの広がりを確認するためにも用いられます。

CT検査は、ベッドに仰向けになり、大きな筒状の装置を通ることで撮影します。場合によっては、造影剤を体内に注入します。これは、画像の白黒のコントラストをはっきりさせたり、特定の臓器をわかりやすくしたりするためのものです。造影剤にはいくつかの種類がありますが、甲状腺の検査では非イオン性ヨウ素造影剤が用いられます。

なお、CT検査はX線を使うので、妊娠・授乳中の女性には用いません。

甲状腺がんと診断されたときには、CT検査だけでなく、「MRI（Magnetic Resonance Imaging）検査」が用いられることもあります。これは体に磁気を当て、発生した信号を測定して画像を撮影するものです。

こちらはCT検査とは異なり、X線を使わないために、妊娠・授乳中の女性でも行うことができます。しかし、CT検査の撮影時間が10分程度なのに対し、MRI検査では30分ほどかかります。

CT検査とMRI検査

CT検査とMRI検査は、目的によって使い分けられています。

CT検査

- X線で撮影する
- 多量の画像をコンピューターで再構成する
- 造影剤を注射することもある
- 検査時間は10分ほど
- 妊娠中、または妊娠の可能性がある方は使わない

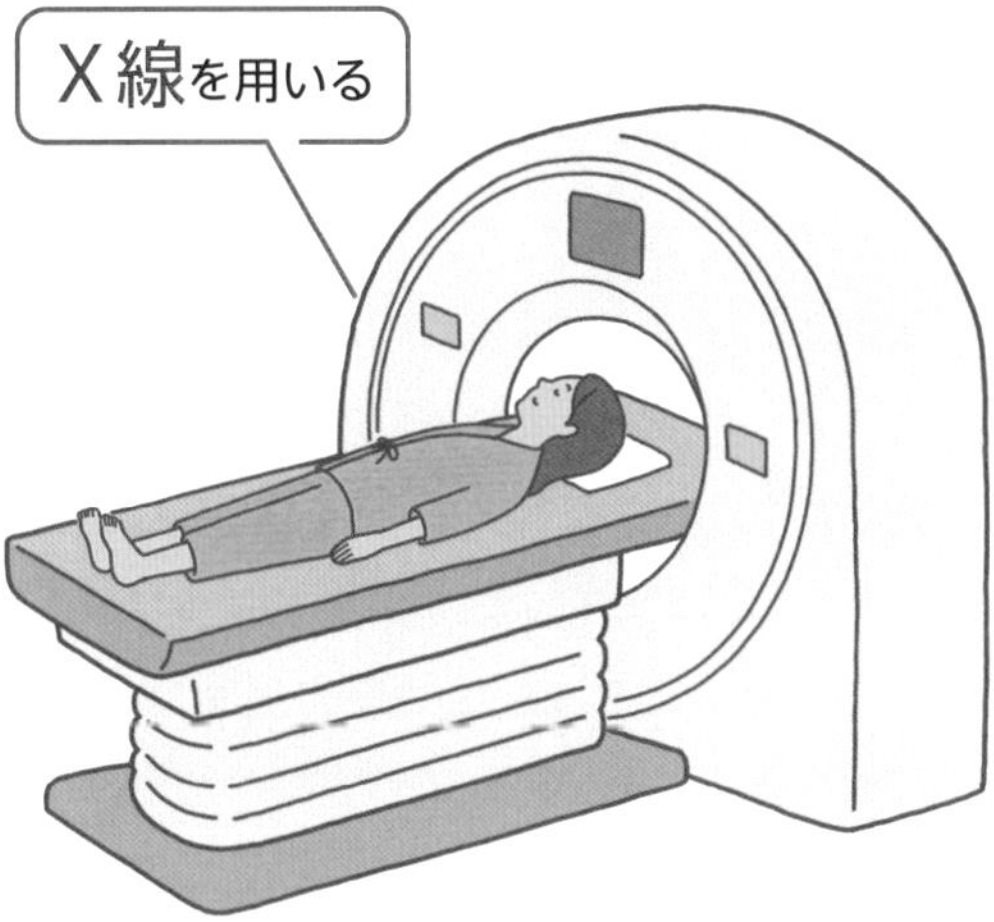

MRI検査

- 体に磁気を当て、共鳴した水素原子を撮影し、コンピューターで処理する
- 大きな音がする
- 検査時間は30分ほど
- 妊娠中、または妊娠の可能性があっても使える

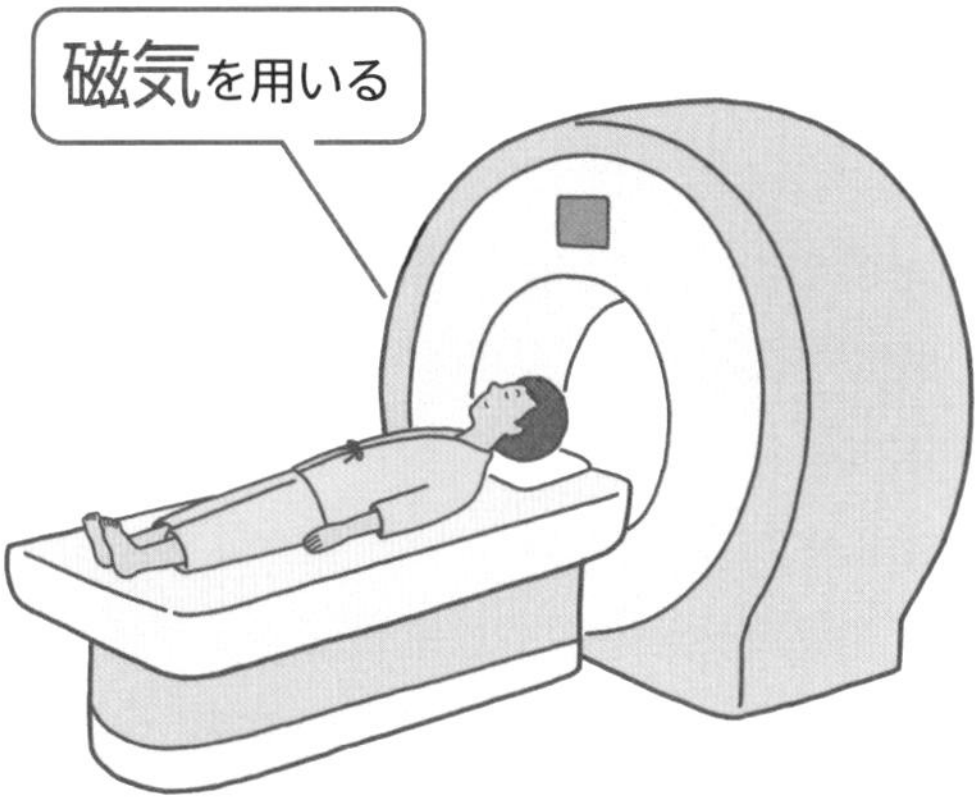

Column

甲状腺と放射線の関係

2011年3月11日に発生した、東日本大震災による東京電力・福島第一原子力発電所での事故後に、放射線への不安を抱く人が増えました。

原子炉で事故がおこると、放射性物質のひとつである放射性ヨウ素が放出されます。放射性ヨウ素が呼吸や食べもの、飲みものによって体内に入り、甲状腺に取り込まれて蓄積されると、甲状腺がんや甲状腺機能低下症を引き起こす可能性が高くなります。

1986年に発生したチェルノブイリ（チョルノービリ）原発事故では、食品に含まれた放射性物質の規制が遅れたため、多くの住民が放射性ヨウ素を体内に取り込んでしまい、被ばくする結果となりました。一方、福島第一原子力発電所の事故では、すぐに規制が行われたため、近隣住民が体内に取り込んだ放射性ヨウ素は少なかったと考えられており、事故後の調査でも、甲状腺がんなどの影響は今のところ認められていません。

また、甲状腺が蓄積するヨウ素の量には限界があり、一定量蓄積されていると、その後摂取しても甲状腺には蓄積されません。内陸部のチェルノブイリでは、住民たちが摂取するヨウ素はふだんから不足していた、つまり、甲状腺に蓄積されているヨウ素の量が少なかったことが、住民たちの甲状腺に放射性ヨウ素が蓄積された要因にもなったとされています。日本人の場合、昆布やわかめなど、ヨウ素を多く含む食品を食べることが多く、つねにヨウ素が足りている状態であるため、福島第一原子力発電所の事故で放射性ヨウ素が体内に入ったとしても、あまり蓄積されなかったと考えられています。

また、バセドウ病の放射性ヨウ素内用療法（アイソトープ治療）に放射性ヨウ素131Ｉが使われますが、これはごく弱い放射線（β波）を出すものを、適切な量だけ使うもので、事故による高度な被ばくとはまったく異なります。

第3章

甲状腺ホルモンが過剰になって起こる病気

「バセドウ病」を中心に「甲状腺機能結節（プランマー病）」や「甲状腺刺激ホルモン（TSH）産生腫瘍」など、甲状腺ホルモンが過剰になって起こる病気について、症状や診断、治療法をみていきましょう。

甲状腺機能亢進症とは

甲状腺ホルモンが過剰になると？

何らかの原因で、血液中の甲状腺ホルモンの量が過剰になり、さまざまな症状が現れる状態を「甲状腺中毒症」といいます。

症状としては、心拍数の増加や血圧の上昇、多汗、ほてり、手の震え、イライラしやすくなるといった症状が現れます。

甲状腺中毒症では、「元気のもと」である甲状腺ホルモンが働きすぎるため、代謝が活発になってエネルギーが無駄に消費されるようになります。そのため、体重が減り、消化管の働きが過剰になって下痢をするなど、さまざまな症状がみられます。

さらに、甲状腺ホルモンの分泌が急激に増えると、不整脈や高熱といった深刻な症状が起こり、命の危険も出てきます。

甲状腺中毒症の成り立ちには、甲状腺自体の機能の働きが活発になり、甲状腺ホルモンを過剰に合成・分泌する「甲状腺機能亢進症*」と、甲状腺ホルモンを蓄積している細胞が破壊され、血液中に甲状腺ホルモンが漏れ出してしまう「破壊性甲状腺炎」があります。

甲状腺中毒症は、多くの場合は前者の甲状腺機能亢進症によって引き起こされ、その原因の大半を占めるのがバセドウ病です。日本人の場合、甲状腺機能亢進症の患者さんの70％ほどがバセドウ病であるといわれています。

また、バセドウ病以外にも、甲状腺機能性結節《けっせつ》（プランマー病）や甲状腺刺激ホルモン（TSH）産生腫瘍などが、甲状腺機能亢進症を示す病気です。

また、後者の破壊性甲状腺炎は、原因や症状によって無痛性甲状腺炎と亜急性甲状腺炎に分けられます。

用語解説　亢進　過度に活発化する状態。

甲状腺ホルモンが過剰になると？

甲状腺ホルモンの分泌に異常がない場合

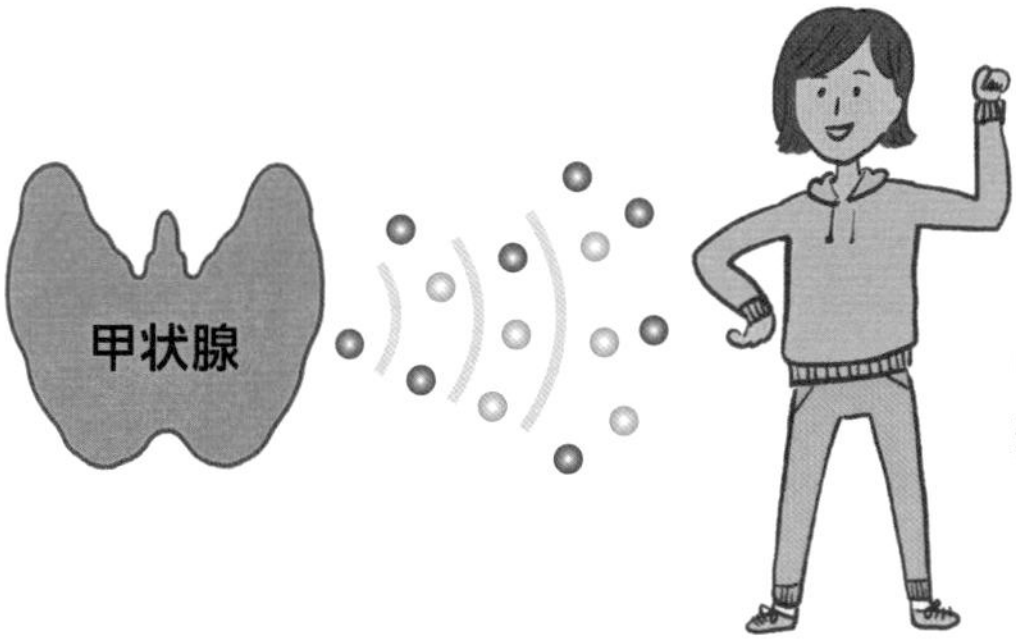

甲状腺ホルモンは「元気の素」。活動的になり、気持ちも明るくなる

分泌が過剰になると…

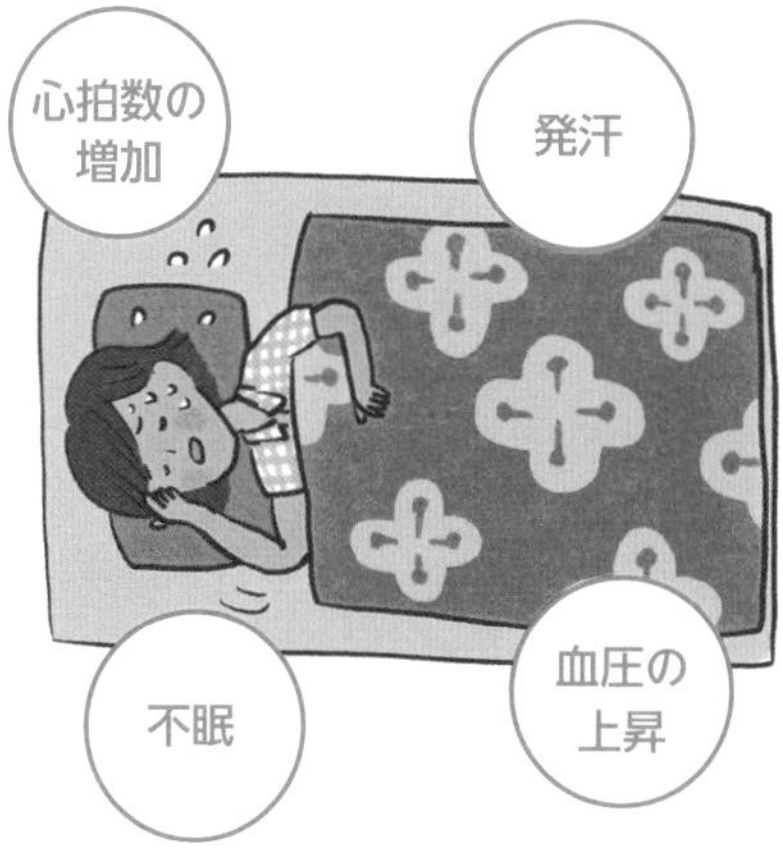

甲状腺中毒症

- **甲状腺機能亢進症**
  甲状腺ホルモンを過剰に合成・分泌する
- **破壊性甲状腺炎**
  甲状腺ホルモンを蓄積する細胞が破壊され、血液中に漏れ出す

体に負担がかかる

代謝が高まり、体にさまざまな症状があらわれる

甲状腺機能亢進症の主な病気

- バセドウ病
- 甲状腺刺激ホルモン産生腫瘍
- 甲状腺機能性結節（プランマー病）

甲状腺機能亢進症の症状

甲状腺機能亢進症では、甲状腺機能の高ぶりにより、「元気のもと」である甲状腺ホルモンの合成・分泌が過剰になります。そのため、全身の機能が活発になりすぎてしまい、つねにエネルギーが激しく消費され、休息中でも全力で運動しているかのような状態になります。精神面も興奮状態に近くなるため、とても不安定になり、イライラ感が生じたり、集中力が続きにくくなったりします。

甲状腺ホルモン増加の影響がもっとも顕著に現れるのが心臓です。代謝が高まった全身の細胞では、たくさんの酸素を必要とします。そのため、酸素を含んだ血液を送る心臓の働きも活発になり、心拍数の増加や動悸、脈が速くなる（頻脈《ひんみゃく》）といった症状が現れるのです。脈拍数は、成人の安静時には1分間に70~80回ほどですが、甲状腺機能亢進症の患者さんは、１００回を超えることも少なくありません。さらには、血圧も上昇し、心臓のなかの心房《しんぼう》が不規則に震える心房細動《しんぼうさいどう》（不整脈のひとつ）が起こりやすくなります。

指先が震える症状や、体内の発熱量が高まり、動いてもいないのに体がほてったり多汗になったりするのも、甲状腺機能亢進症の代表的な症状です。

甲状腺機能亢進症は、エネルギーが無駄に消費されやすくなる「燃費の悪い車」のような状態であるため、どんなに食べても太らなかったり、体重が減ったりします。消化管の働きも活発になるため、下痢気味になる人もいます。

このように、さまざまな全身の働きがひたすら激しくなるため、疲れやすくなり、消耗したエネルギーを補おうと、筋肉のたんぱく質までもが分解されてしまい、筋肉が減りやすくなります。また、骨を強化する仕組みのうち、骨をあえて破壊する機能（骨吸収《こつきゅうしゅう》）までも促進されるため、骨粗しょう症にもなりやすくなります。

甲状腺機能亢進症の症状の例

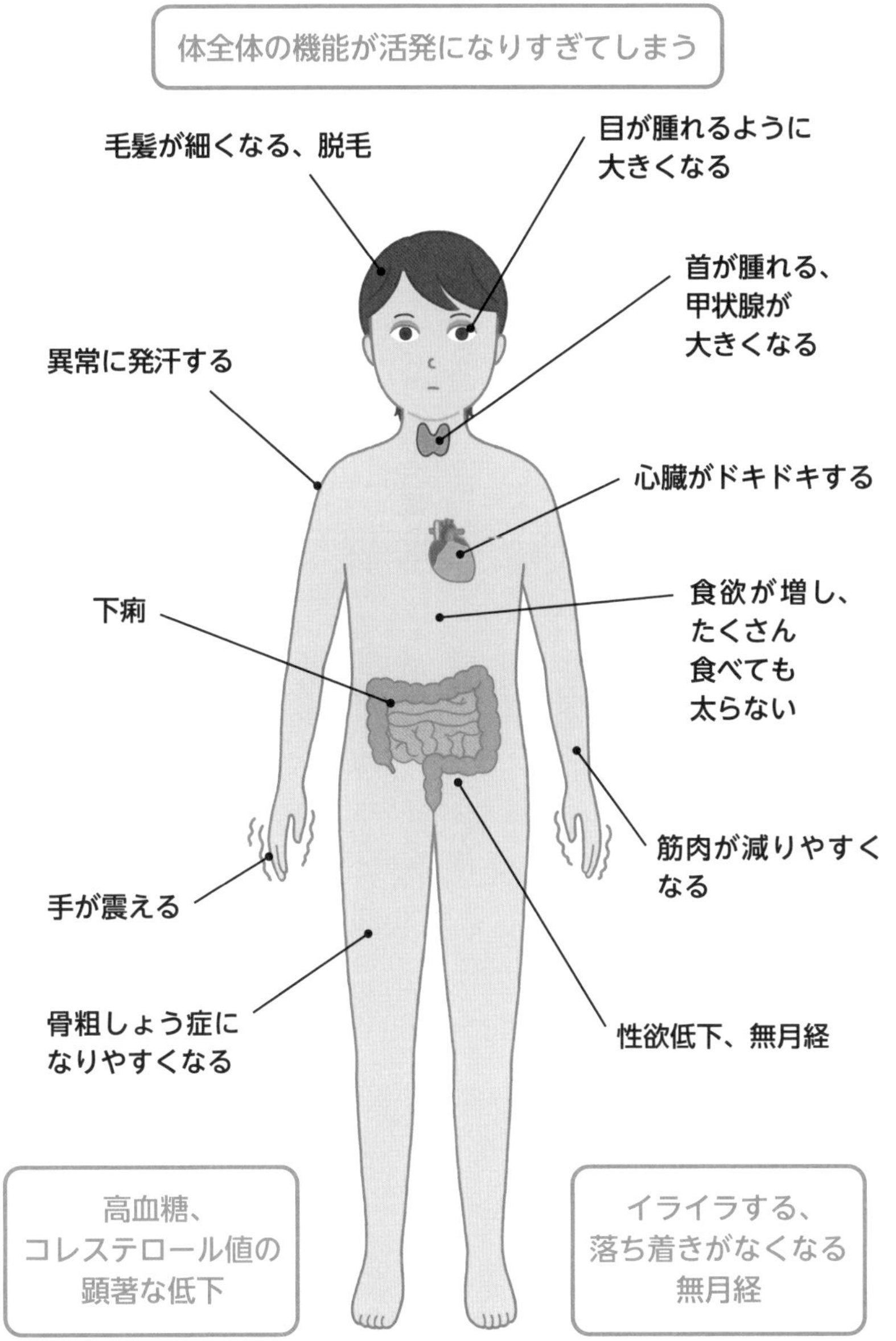
体全体の機能が活発になりすぎてしまう
毛髪が細くなる、脱毛
目が腫れるように大きくなる
首が腫れる、甲状腺が大きくなる
異常に発汗する
心臓がドキドキする
下痢
食欲が増し、たくさん食べても太らない
筋肉が減りやすくなる
手が震える
骨粗しょう症になりやすくなる
性欲低下、無月経
高血糖、コレステロール値の顕著な低下
イライラする、落ち着きがなくなる 無月経

バセドウ病

バセドウ病の原因

バセドウ病は、甲状腺機能亢進症の患者さんの70%ほどを占めます。この病名は、病気の発見者の一人である医師のカール・アドルフ・フォン・バセドウの名前にちなんでいます。

バセドウ病において、甲状腺ホルモンの合成・分泌が増えてしまう原因となっているのは、自己免疫です。免疫とは本来、外から体内へと入り込んだウイルスなどの「敵」を排除するためのシステムで、抗体というものをつくり出し、敵を攻撃します。しかし、なぜか自分の細胞や組織を異物（敵）と見なし、攻撃しようとして抗体を生み出してしまうことがあります。この抗体を自己抗体といいます。

自己抗体が攻撃を行うと、自分の体を傷つけてしまう「自己免疫疾患」を引き起こします。バセドウ病も、このひとつで、かかわっている自己抗体は、「抗TSH受容体抗体（TRAb）」です。

脳の下垂体からは、甲状腺ホルモンの分泌を促す甲状腺刺激ホルモン（TSH）が分泌されています。甲状腺では、細胞内にあるTSHを受け止める受容体でTSHの刺激を受け、甲状腺ホルモンを分泌します。TRAbは、その受容体に対する自己抗体で、TSHの代わりにTSH受容体と結合して刺激し、甲状腺ホルモンの合成・分泌を盛んにしてしまうのです。TRAbがなぜつくられるのかは、まだわかっていません。体質（遺伝）的因子にバセドウ病になりやすい人に、ウイルス感染やストレス、喫煙などの環境因子が加わって発症するのではないかと考えられています。バセドウ病は男性より女性に多いため、妊娠や出産がなんらかの影響をもたらしている可能性も考えられます。

バセドウ病は自己免疫が原因のひとつ

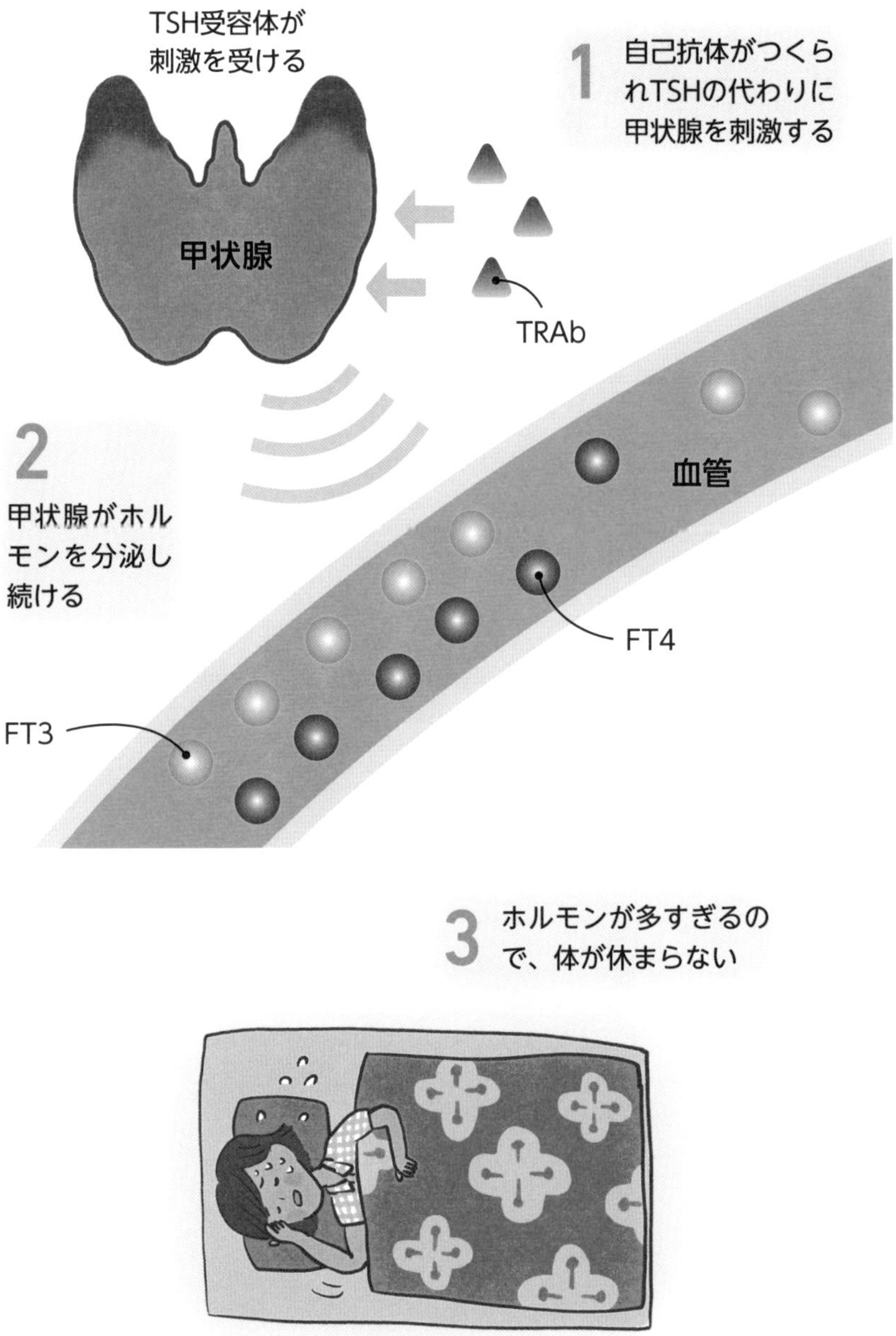
TSH受容体が
刺激を受ける
1 自己抗体がつくら
れTSHの代わりに
甲状腺を刺激する
甲状腺
TRAb
2
甲状腺がホル
モンを分泌し
続ける
血管
FT4
FT3
3 ホルモンが多すぎるの
で、体が休まらない

30～40代の女性に多い

バセドウ病の患者さんの割合は、人口1000人あたり0・2～3・2人と報告されています。

甲状腺疾患は女性に多いとされており、男女の比率は1対5・4です。バセドウ病も女性がかかりやすく男女の比はおよそ1対4です。橋本病は男女比が1対20～30といわれており、橋本病と比較すると男性の割合が高いといえます。

また、男性がバセドウ病になった場合には、重症化しやすいとの報告もあり、より注意が必要です。

患者さんの年齢層では、30～40代がもっとも多く、次いで20代にも多くみられます。60代以降の高齢者にも患者さんは少なくありません。

一方で、子どもの患者数は多くありません。乳児期にはほとんどみられず、幼児期にまれに発病することがあり、学童期から思春期以降に患者数は増加します。

バセドウ病は、血縁のある家族や親類のなかで何人も発症することから、発症には遺伝が関係していると考えられています。

しかし、同じ遺伝子をもつ一卵性双生児が、どちらもバセドウ病になる確率は20～50％ほどであるため、遺伝的要因だけがバセドウ病の発症に関係しているとは断言できません。

そのため、バセドウ病の発症には、遺伝的因子と、環境的因子（感染、ストレスなど）の両方の関与があるのではないかと考えられています。

ただし、母親がバセドウ病である場合、その娘がバセドウ病になる確率は、母親がバセドウ病ではない人と比較すると6～10倍とされ、高めの確率といえます。

なお現在は、バセドウ病については、いくつかの遺伝子などが発症にかかわることが判明しつつあり、研究が進められています。

バセドウ病は女性に多い病気

バセドウ病の年齢と男女比

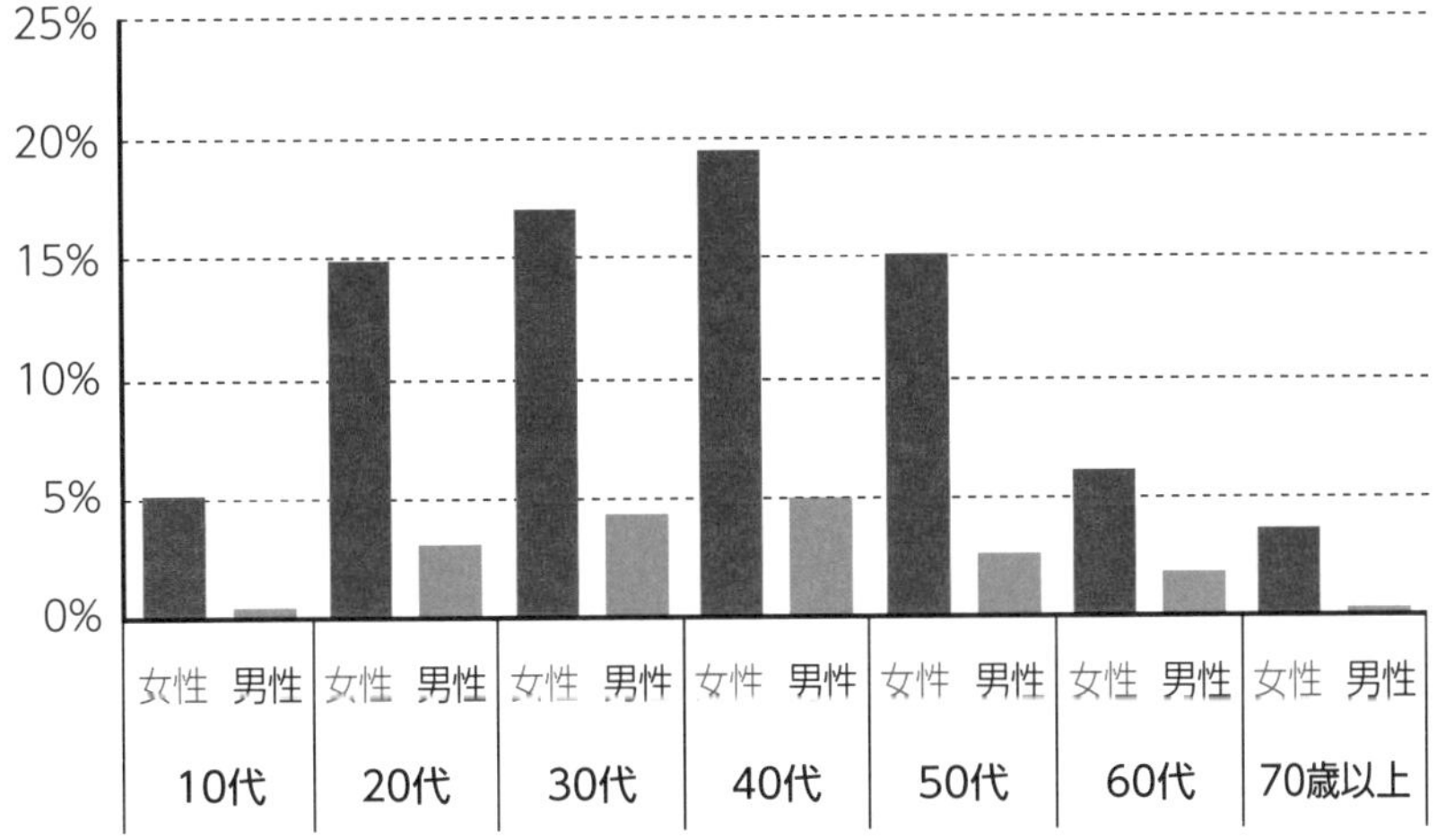

伊藤病院におけるバセドウ病患者の初診時年齢分布（2020年初診時未治療患者）より作成

男女の比率

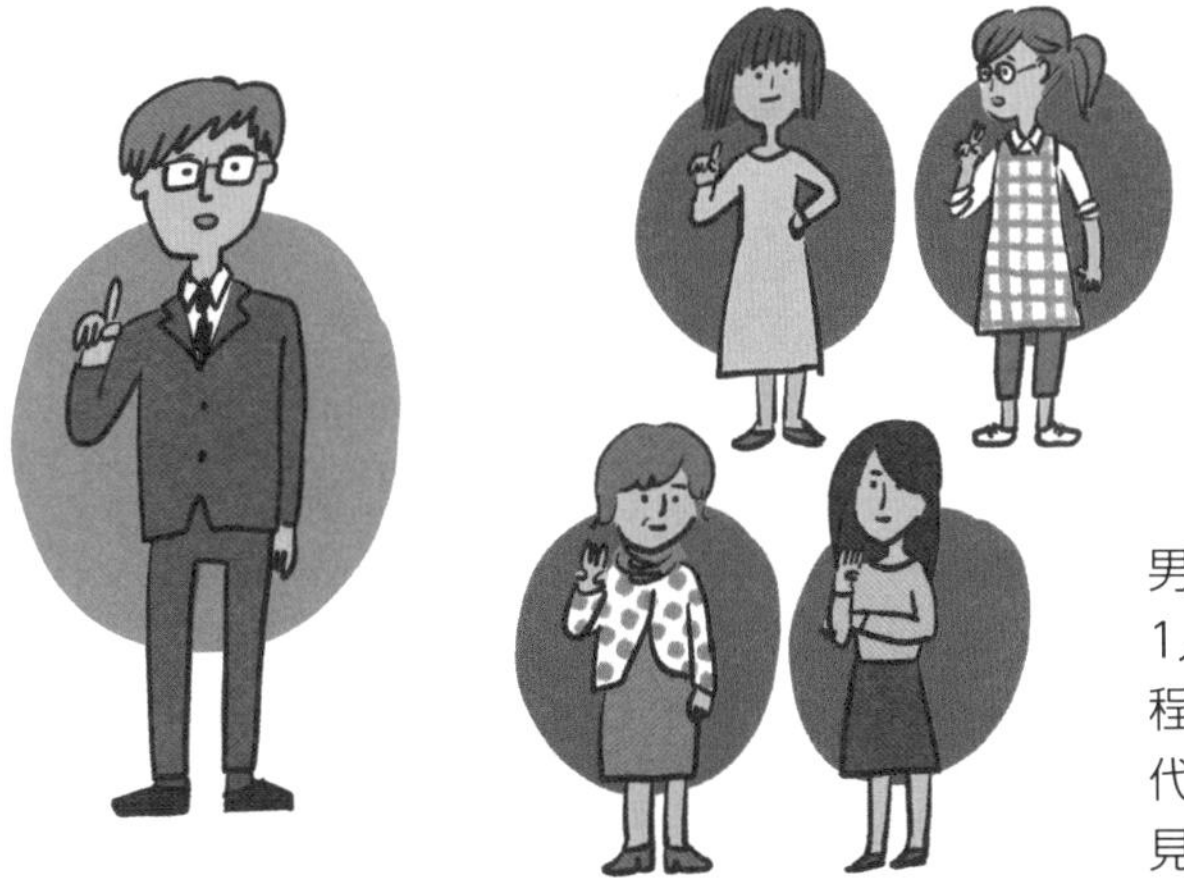

男女の比率は、男性1人に対して女性4人程度です。20〜40代の発症が最も多く見られます。

男性 1 ： 女性 4

バセドウ病の特徴

バセドウ病で多くみられる症状は、大きく分けて3つあります。

1つめは、首の腫れです。これは甲状腺が腫れるためにあらわれる症状です。バセドウ病の原因となる自己抗体「抗TSH受容体抗体（TRAb）」が甲状腺を刺激するために、甲状腺の細胞や甲状腺内の細胞血管が増え、血流が増え、甲状腺全体が腫れます。バセドウ病では甲状腺全体が腫れるため、首全体が丸く腫れます。腫れている部分に痛みやしこりはなく、柔らかいのが特徴です。

症状の2つめは、眼の異常です。「甲状腺眼症（バセドウ病眼症）」と呼ばれ、とくに眼球が前方に押し出される「眼球突出《とっしゅつ》」は代表的な症状です。

この症状には、自己抗体がかかわっているとされています。眼球の奥にある筋肉や脂肪の組織が、自己抗体の刺激によって炎症やむくみを起こし、眼球を押し出しているのです。眼球突出は個人差があり、血液中の甲状腺ホルモンの量がかなり多くなっている人でも、症状としてあらわれないことがあります。反対に、甲状腺ホルモンの量があまり多くなくても、眼球突出が起こる人もいるため、甲状腺ホルモンが高い状態だけでなく、眼球がある場所（眼《がん》窩《か》）の自己免疫異常による反応や炎症がかかわって生じる症状であると考えられています。

バセドウ病は「眼球が飛び出す」といったイメージを持つ人も多いのですが、実際に眼球突出が現れるのは、バセドウ病の患者さんの20～30％です。

そして、バセドウ病の症状には、眼球突出以外に、ものが二重に見える「複視《ふくし》」や、視力が低下する「視神経症」、まぶたが腫れる「眼瞼腫脹《がんけんしゅちょう》」などがあらわれることがあります。

そして3つめの症状は、甲状腺の機能亢進による、「頻脈」です。さらにP52で紹介した甲状腺機能亢進症の症状があらわれます。

バセドウ病の典型的な３つの症状

「甲状腺腫」「眼球突出」「頻脈」は、バセドウ病が発見された時代から特徴づけられた症状で、検査が進歩した現代では、早期発見により、これ以外にもさまざまな症状があることがわかっています。

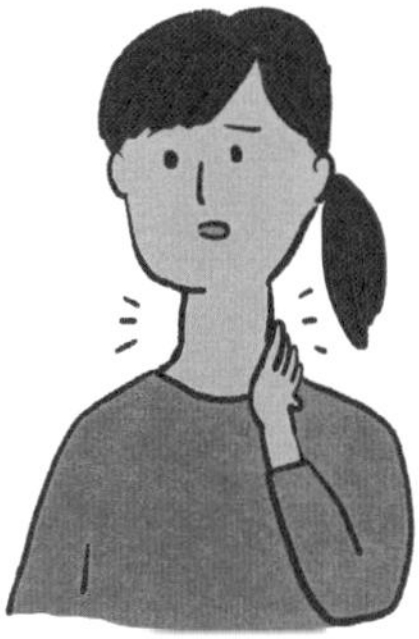

甲状腺腫

甲状腺が全体的に腫れる「びまん性甲状腺腫」が多い

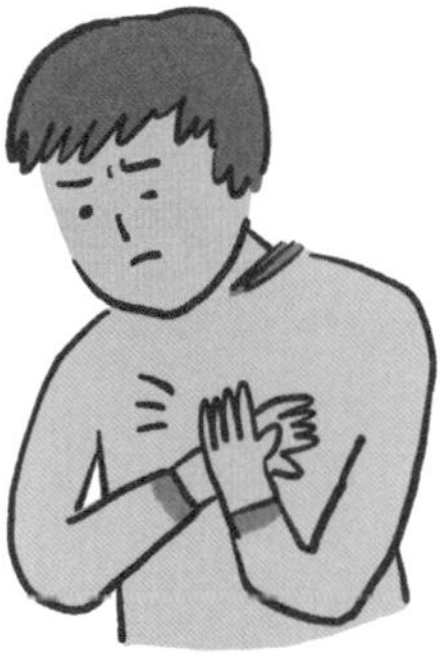

頻　脈

脈拍が速くなる

眼球突出

甲状腺眼症（下記）の一つ。眼球がある場所（眼窩《がんか》）の筋肉などに炎症が起こり、眼窩内の圧力が高まって、眼球が押し出される

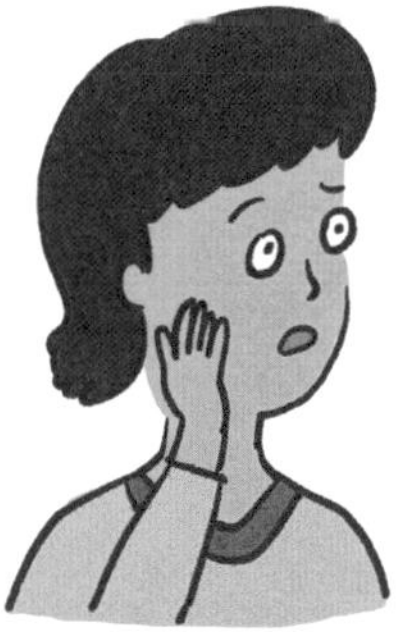

甲状腺眼症（バセドウ病眼症）

バセドウ病では眼の周囲への異常も起こりやすくなる

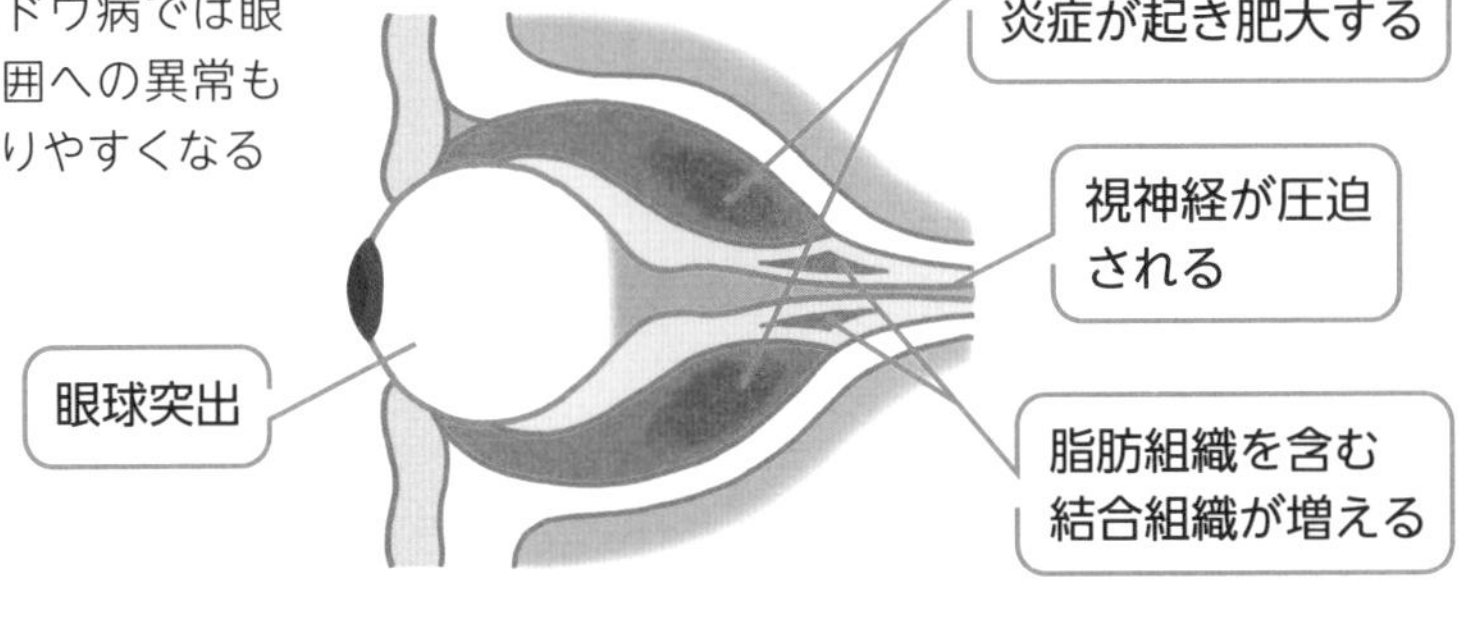
外眼筋《がいがんきん》や脂肪に炎症が起き肥大する
視神経が圧迫される
眼球突出
脂肪組織を含む結合組織が増える

高齢者のバセドウ病

自己抗体によって甲状腺が刺激されるバセドウ病では、「元気のもと」である甲状腺ホルモンの合成・分泌が増えすぎてしまい、体が「元気になりすぎる」「体の機能が激しく動き続けてしまう」といった症状が起こります。

そのため、甲状腺機能亢進による症状がみられるのですが、高齢者の場合には、これらの症状がほかの病気と見分けにくくなったり、症状がはっきりとあらわれにくくなったりします。

たとえば、バセドウ病で多くみられる動悸や心房細動（不整脈）は、心臓病として勘違いされることがあります。バセドウ病による血圧上昇が、高齢者特有の高血圧症に紛れてしまい、気づかれないこともあるのです。

また、下痢や体重減少が直腸がんと間違われたり、疲労感などを肝臓の病気として疑われたりすることもあります。

バセドウ病でもっとも顕著な症状とされる首の腫れも、高齢になるとあまり起こらなくなります。高齢者の場合は、若い頃に比べて、自己抗体である抗TSH受容体抗体（TRAb）に対する反応が低下し、腫れなどの症状も出にくくなるのです。

感情の起伏やイライラ感も、バセドウ病の特徴ですが、高齢者ではむしろうつ症状に近い状態になります。これは、体の代謝が激しくなることに反応して、心身ともに疲れてしまうからではないかと考えられています。

このように、高齢者の場合はバセドウ病に気づいて診断するのは難しいため、実際の患者数よりも、潜在的な罹患者は多い可能性があります。しかし見逃して治療をしないままでいると、骨が脆《もろ》くなる骨粗しょう症の進行や、甲状腺ホルモンの高ぶりによって心臓などに負担がかかるなど、よくない影響があります。

年代によって異なるバセドウ病の症状

バセドウ病の女性の年代別初期症状

バセドウ病の症状は個人差がありますが、年代によっても異なります。
甲状腺の腫れは高齢者はあまりなく、体重減少は高齢者に多いです。

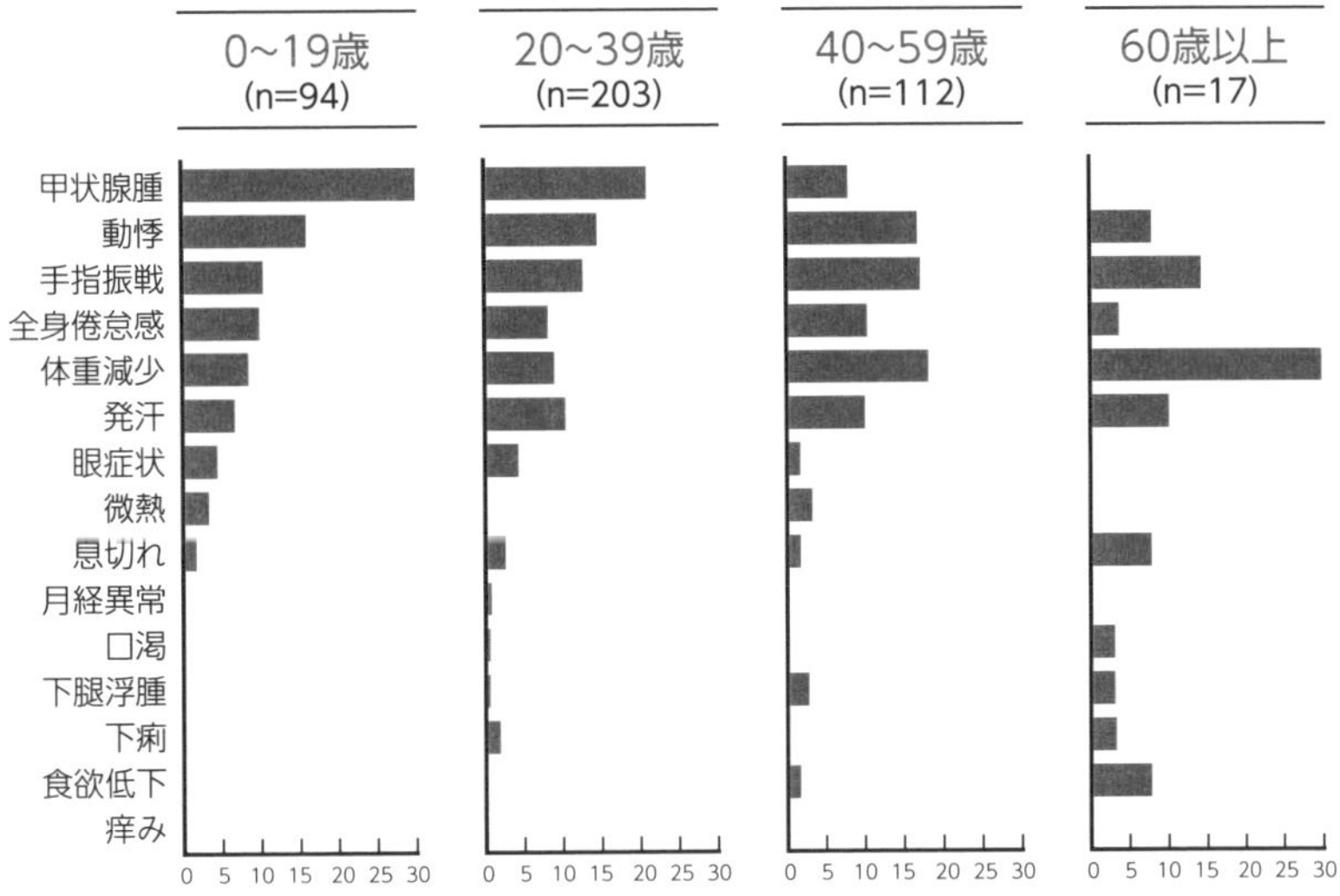

伊藤病院HP「バセドウ病における女性の初発症状」より作成

高齢者の症状は加齢による現象やほかの病気と間違われやすい

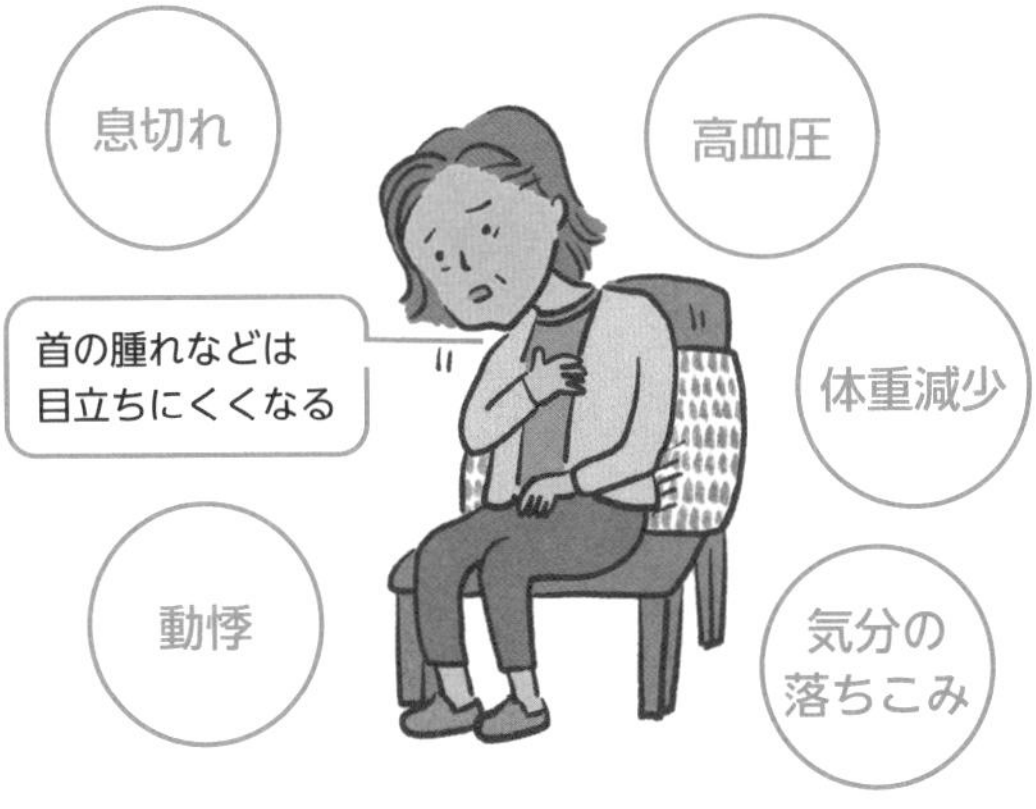
息切れ
高血圧
首の腫れなどは
目立ちにくくなる
体重減少
動悸
気分の
落ちこみ

**見逃さず治療を
受けることが大切
早期受診を!**

バセドウ病の検査・診断

バセドウ病は、問診と触診ののちに、血液検査と超音波検査によって診断します。

血液検査では、甲状腺にかかわるホルモンと自己抗体の値を測定します。血液検査の対象となっている甲状腺ホルモンは、フリーサイロキシン（FT4）とフリートリヨードサイロニン（FT3）で、さらに甲状腺刺激ホルモン（TSH）も測定します。2つの甲状腺ホルモンに関しては、バセドウ病では基準範囲よりも高い値になり、TSHは基準範囲よりも低くなることで「陽性」と判断されます。

また、バセドウ病は自己免疫疾患のひとつであるため、血液検査では自己抗体も測定します。

その際、甲状腺にかかわる自己抗体として、「①抗TSH受容体抗体（TRAb）」「②甲状腺刺激抗体（TSAb）」「③抗サイログロブリン抗体（TgAb）」「④抗甲状腺ペルオキシダーゼ抗体（TPOAb）」の4つの値を確認します。バセドウ病の多くでは①と②が陽性になり、③・④も陽性になることがあります。この自己抗体の検査は、バセドウ病の診断には非常に有効で、約90％の診断がつくようになりました。

血液検査とともに行われる超音波検査では、甲状腺の状態を確認します。バセドウ病の場合、正常な甲状腺よりも大きく腫れ上がっていることが、超音波の画像によって確認できます。

血液検査と超音波検査で診断が難しい場合には、アイソトープ検査（P42参照）が行われます。アイソトープ検査は、体に害のない放射性ヨウ素を体内に入れ、甲状腺ホルモンの材料となるヨウ素の集まりを画像で確認するものです。

バセドウ病の場合、正常な場合よりも多くのヨウ素が甲状腺に集められるため、白黒の画像で見えるアイソトープ検査では、甲状腺がはっきりと黒く写ります。

バセドウ病の検査

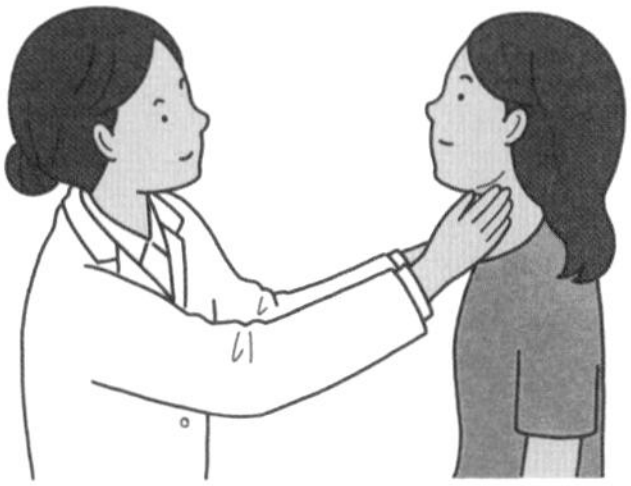

問診・触診

医師が症状を聞いたり、首を触って確認する

血液検査

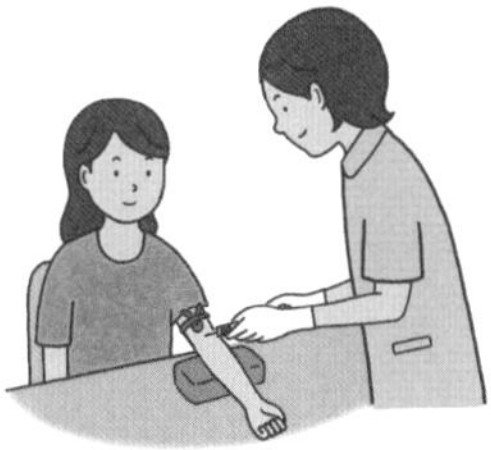

甲状腺ホルモン、甲状腺刺激ホルモン、抗体を調べる

超音波検査

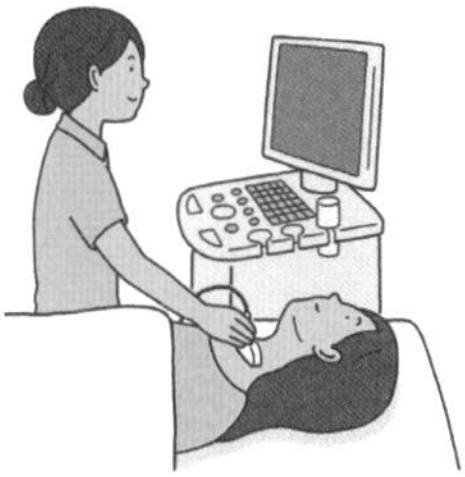

甲状腺の大きさや腫瘍の有無を確認する

アイソトープ検査

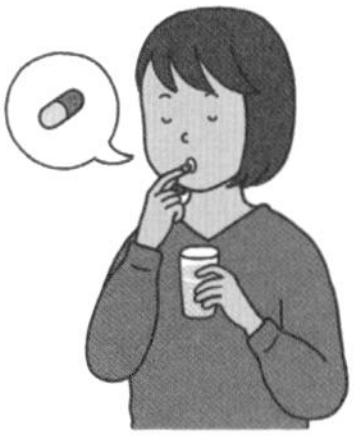

甲状腺の働き具合を調べる

バセドウ病の治療

薬物治療	放射線ヨウ素内用療法（アイソトープ治療）	手術
甲状腺ホルモンの合成を抑制する	放射性ヨウ素を服用して甲状腺細胞を破壊する	甲状腺を切除する

バセドウ病の治療① 薬物治療

バセドウ病と診断された患者さんのおよそ80％が、薬物治療を選択しています。主に甲状腺の腫れが小さな人に向いている治療法で、ほかの治療法とは違い、多くの病院やクリニックで治療が可能です。

処方されるのは抗甲状腺薬で、「チアマゾール（商品名：メルカゾール）」と「プロピルチオウラシル（商品名：チウラジール、プロパジール）」の2種類があります。どちらも甲状腺ホルモンをつくりにくくさせる働きがあります。多くの場合、副作用の少なさからチアマゾールが用いられますが、妊娠初期の女性にはプロピルチオウラシルが処方されます。

抗甲状腺薬は、最初は十分な量を服用し、効果が現れたら服用量を徐々に減らします。早い人では服用後1ヵ月、遅くても3〜4ヵ月後には、血液中の甲状腺ホルモンの値が低下し、症状も改善されます。

ただし、抗甲状腺薬は長期間服用する必要があり、2年で服薬を中止できる患者さんは30％ほどといわれています。10年以上、服薬を続ける方もいます。

服薬を中止する目安は、「チアマゾール5mg錠1日おき1錠（または2・5mg錠1日1錠）、プロピルチオウラシル50mg錠1日おき1錠以下の服用でフリーサイロキシン（FT4）とフリートリヨードサイロニン（FT3）、甲状腺刺激ホルモン（TSH）の数値において、半年以上正常な状態を保てること」です。また、TSH受容体抗体（TRAb）が陰性となっているほうが再発しにくいため、TRAbが陰性になることを参考にします。

また、抗甲状腺薬を何らかの理由で使えないときには、一時的に甲状腺ホルモンの分泌を防ぐ効果のある「無機ヨウ素*」で治療することがあります。さらに、バセドウ病の症状である動悸や血圧上昇、手指の震えを改善するために、交感神経の働きを抑える「β遮断薬《ベータしゃだんやく》」が処方されることがあります。

用語解説 無機ヨウ素　甲状腺ホルモンの原料だが、過剰に摂取することで、一定期間甲状腺ホルモンの分泌を抑制する働きがある。

バセドウ病の薬物治療

おもな治療薬

抗甲状腺薬	甲状腺ホルモンの合成を抑える チアマゾール、プロピルチオウラシルの2種類。
無機ヨウ素	甲状腺ホルモンの分泌を防ぐ
β遮断薬	交感神経の働きを抑える

薬物療法のメリット・デメリット

服薬で甲状腺ホルモンの量をコントロールできていれば、問題なく生活できます。

メリット

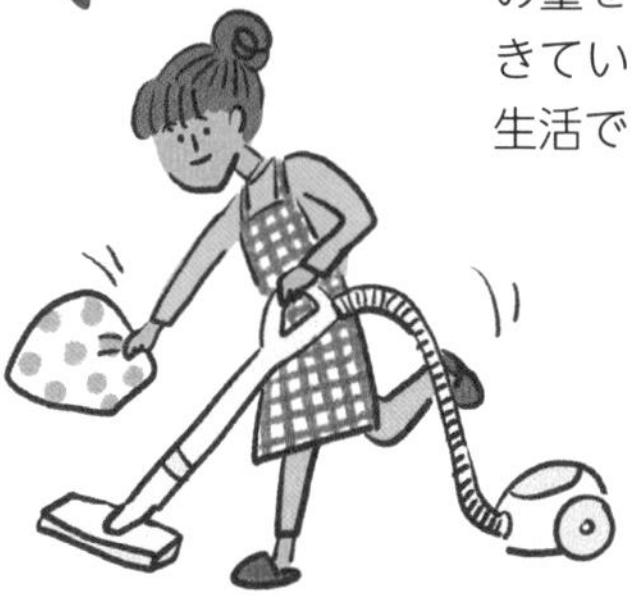

- 日常生活を過ごしながら治療できる
- 甲状腺機能が低下しても、服用を中止すればもとに戻る

デメリット

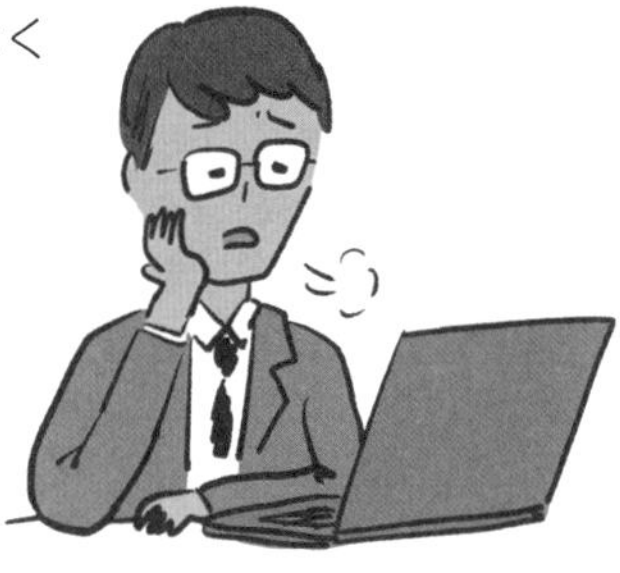

- 効果が出るまで時間がかかることがある
- 寛解しても症状がまたあらわれることがある
- 薬の副作用が出ることもある

薬の副作用と対処法

抗甲状腺薬には、副作用があらわれることがあります。服用量が多いほど副作用が出やすく、服用開始後の2～3ヵ月間は、副作用がもっともあらわれやすい時期です。この期間は2週間に1回受診して、副作用の状況を見ながら薬の量を調整します。副作用でもっとも多いのが、発疹やじんましんです。5～10％ほどの患者さんにみられ、とくにチアマゾール服用の場合に多いのが特徴です。また、頻度は少ないものの、急激な甲状腺機能の低下による関節痛や筋肉痛などもみられます。

極めてまれに、重篤な副作用を引き起こすこともあります。250～500人に1人の割合で生じる「無顆粒球症《かりゅうきゅう》」は、そのひとつです。

無顆粒球症は、血液中の白血球の一種である顆粒球（好中球《こうちゅうきゅう》）が極端に減る病気です。抗甲状腺薬が好中球と結合するアレルギー反応が関係している可能性がありますが、はっきりしたメカニズムはわかっていません。無顆粒球症になると、初期症状は突然の高熱や喉の痛みです。感染症にかかりやすくなり、ときには命にかかわることもあります。「ただの風邪」との違いに注意し、なるべく早く気づくことが大切です。

また、肝機能障害も副作用として起こり、白目が黄色くなったり、尿の色が濃くなったりといった症状があります。多くの場合、一過性のものですが、必ず医師に相談してください。

抗甲状腺薬のうち、とくにプロピルチオウラシルの服用を数ヵ月から数年にわたって続けることで、副作用として「血管炎症候群」があらわれることがあります。これは血管の炎症が起こることで、全身の臓器に障害が発生する危険度の高い副作用です。とてもまれな副作用ですが、発熱や関節痛、筋肉痛が起こり、血尿や血痰《けったん》がみられた場合には、すぐに受診してください。

抗甲状腺薬の主な副作用

かゆみ・皮疹

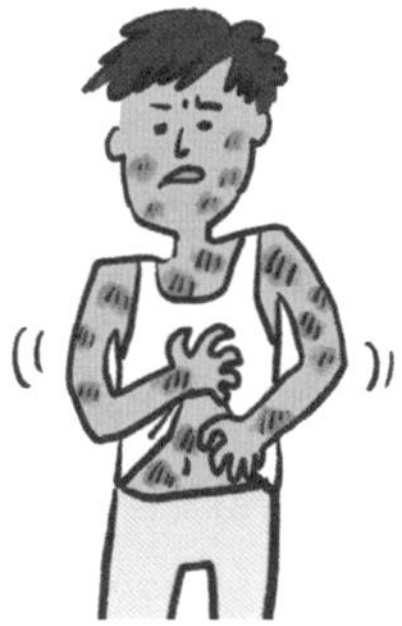

体に湿疹（じんましん）ができ、かゆみが止まらない

筋肉や関節の痛み

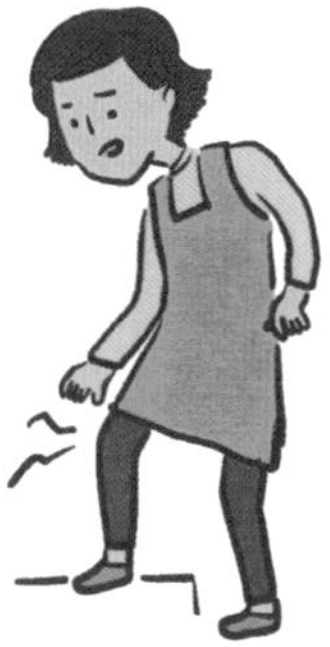

下肢、上肢の関節痛

肝機能の異常

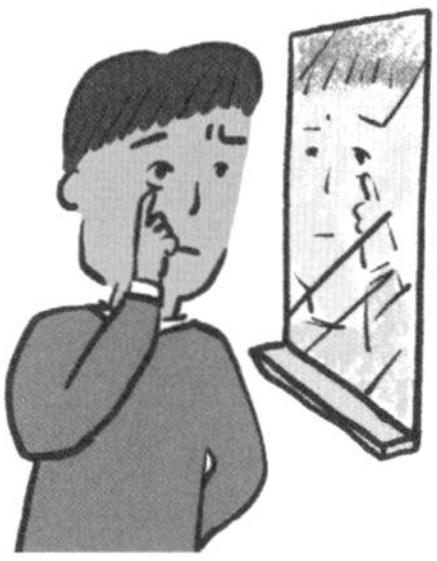

白目が黄色くなったり、尿の色が濃くなる。食欲減退や吐き気も

好中球減少症・無顆粒球症

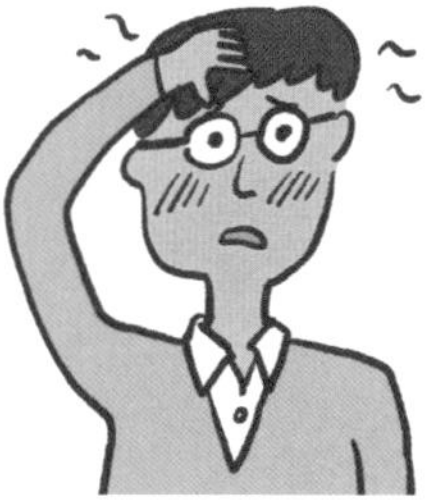

喉が痛んだり、高熱が出たりする

気になる症状が出たら、すぐに受診を!

バセドウ病の治療② 放射性ヨウ素内用療法（アイソトープ治療）

抗甲状腺薬を服用したものの、副作用が強い場合や、再発をしてしまった場合などには、アイソトープ治療が用いられます。

アイソトープ治療は、アイソトープ検査（P42参照）と同様に、食べものから摂取したヨウ素が、甲状腺ホルモンの材料として甲状腺に集まる性質を利用した治療法です。用いるのは、「ヨウ素131」という、放射線を発する作用のあるヨウ素です。治療の際には、この放射性ヨウ素が入ったカプセルを服用します。体内に入った放射性ヨウ素は、甲状腺に取り込まれると、放射線（β《ベータ》線）を発して甲状腺の細胞を壊して減らし、甲状腺ホルモンの合成を抑制します。

治療用カプセルの服用前には、一定時間で甲状腺にどれくらいアイソトープが取り込まれるかを確認する「摂取率検査」を行い、治療に用いる投与量を決めます（摂取率検査を行わない場合もあります）。

治療開始から1～2ヵ月で甲状腺が小さくなり始め、2～6ヵ月で甲状腺ホルモンの合成・分泌も次第に減少します。治療開始後4～6ヵ月の間は、甲状腺ホルモンの量に大きな変動が起こることもあるため、1ヵ月ごとに受診する必要があります。

アイソトープ治療によって、60～90％は甲状腺の機能が正常化、あるいは低下するとされ、その状態を長期間にわたって維持できます。完治に近い状態になる手術（P72参照）ほどの改善に至らない場合もありますが、カプセルを飲むだけで手軽に治療でき、抗甲状腺薬よりも効き目が早いのが特徴です。また、一度治ると再発はほとんどありません。

アメリカでは、バセドウ病の患者さんの約半数が選択する治療法でもあります。ただし、放射性医薬品を用いた治療であるため、専門の設備がある病院でないと治療ができません。

放射性ヨウ素内用療法（アイソトープ治療）の流れ

検査７日前	ヨウ素制限開始	抗甲状腺薬の服用を中止し、食事から摂取するヨウ素も制限する
↓		
検査１日目	検査用カプセルを服用	通院、または入院して診察、検査
↓		
検査２日目・治療１日目	治療用カプセルを服用	通院、または入院して検査、診察のうえ治療量を決定
↓		
治療５日目	ヨウ素制限解除	
↓		
２～４週目	血液検査・通常診療	

放射性カプセルって？

微量の放射性ヨウ素が入ったカプセルを服用すると、放射性ヨウ素から放出されたβ線により、甲状腺の細胞が破壊され、甲状腺ホルモンが抑制される。放射線を外から当てたりする治療ではない。

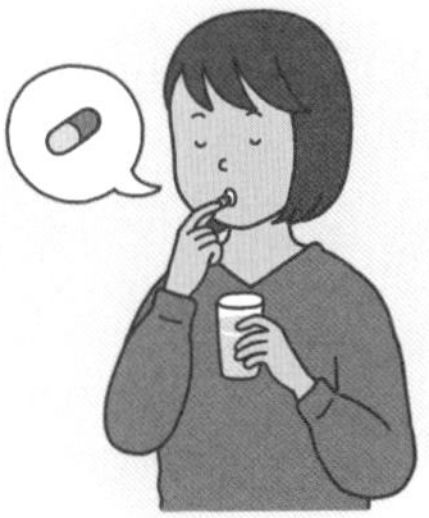

メリット

- 治療効果が高く、再発しにくい
- 抗甲状腺薬と比べて短期間で効果が得られる
- 副作用や合併症が少ない
- 繰り返し治療できる

デメリット

- １回の治療で十分効果が得られないことがある
- 甲状腺機能低下症になることがある
- 治療のために入院が必要になることがある
- 甲状腺眼症が悪化することがある

こんな場合はアイソトープ治療が適さない

アイソトープ治療は、60年以上も前からある治療法であり、安全性も確認されています。「放射線を使う」ということで、不安になる人もいますが、カプセルで取り込んだ放射性ヨウ素は、甲状腺にほとんどが集まり、そのほかはすぐに尿といっしょに排出されます。そのため、アイソトープ治療によって、甲状腺がんをはじめとしたがんや、白血病になる確率が増加するという明らかな証拠は確認されていません。

体液からごく微量の放射線が出るため、まわりの人に影響が出ないように、密接な接触を避けなければなりません。とくに摂取から2週間は、乳幼児や学童、妊婦とは15分以上接触しないようにします。

また、アイソトープ治療の1週間ほど前から、食事で摂取するヨウ素を制限する必要があります。ふだんどおりに食事をしていると、甲状腺にヨウ素が十分に蓄積されてしまいます。すると、アイソトープ治療の放射性ヨウ素が甲状腺に取り込まれる量が少なくなり、正しい治療ができなくなるのです。

バセドウ病に効果が認められてはいるものの、アイソトープ治療を避けるべき場合もあります。まず、アイソトープ治療は18歳以下の人には推奨されていません。アイソトープ治療による放射線の影響は少ないものの、年齢が低い人はほかの治療法を検討すべきとされています。

また、妊娠中や授乳中の人、近いうちに妊娠・出産を希望する人にも、アイソトープ治療は用いられません。ただし、アイソトープ治療が終了してから1年以上経てば、妊娠・出産に影響はありません。

甲状腺眼症（バセドウ病眼症）のある人は、アイソトープ治療で症状が悪化する可能性があります。そのため、まず眼の症状を評価します。眼の症状が強くあらわれている場合は、アイソトープ治療は避けることが安全です。

アイソトープ治療が適さない人とは

アイソトープ治療は効果が高く安全性も確認されていますが、適さない人もいるので、医師と相談を。

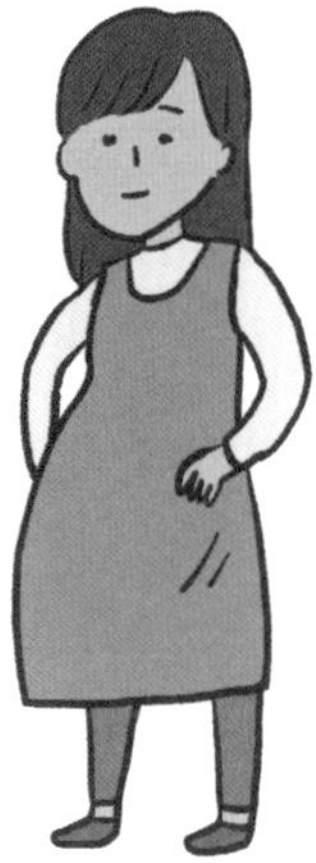

妊娠中の人

放射性ヨウ素が胎児の甲状腺に影響を与える可能性がある。また、男性では治療から半年間、女性では治療から1年間は避妊が必要

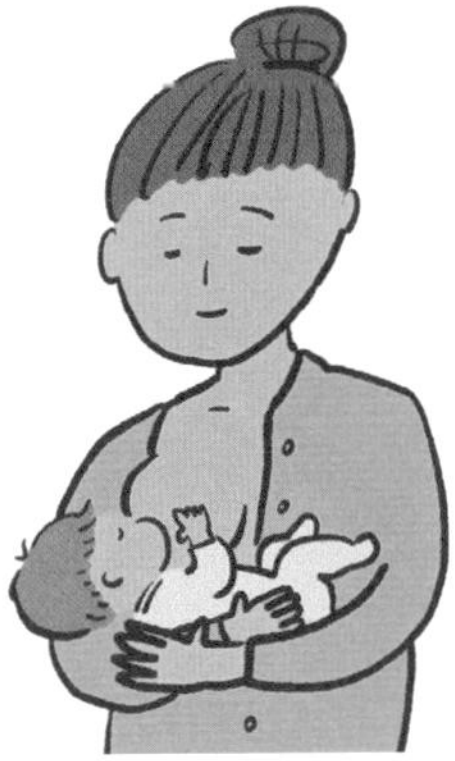

授乳中の人

母乳を通して乳児にわたり、影響を及ぼす可能性がある

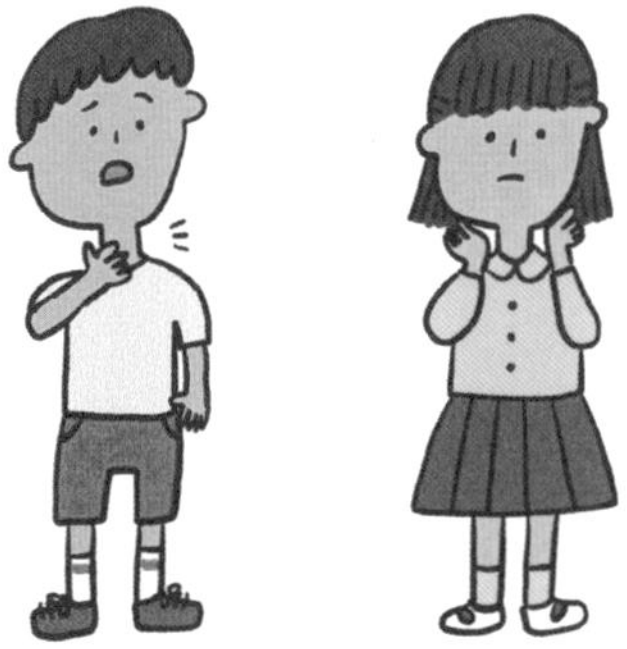

18歳以下の人

基本的に19歳以上を対象としている

バセドウ病の治療③ 手術

多くの場合、バセドウ病では薬物治療を行いますが、早く確実に治す手段として手術が選ばれることがあります。

以前は甲状腺の一部を残す「亜全摘術」が行われていましたが、現在は甲状腺のすべてを取り除く「全摘術」であることがほとんどです。

手術治療が適しているのは、甲状腺の腫れがかなり大きく、抗甲状腺薬でも小さくならない人や、抗甲状腺薬でも病状が改善しない人、抗甲状腺薬で重い副作用が出てしまった人などです。また、甲状腺がんなどの腫瘍の病気を併発している場合や、甲状腺眼症（バセドウ病眼症）が重い人で、抗甲状腺薬では改善されないうえに、アイソトープ治療も行えない場合には、手術を検討する必要があります。

手術はほかの治療よりも早く効果が出て、再発も少ないのが特徴です。しかし、最近はバセドウ病が早期に発見されることが増え、首の腫れが小さい患者さんが大半を占めることもあり、薬で治療できることが多く、手術は減っています。近年では、手術を選択するのは患者さんの5％ほどです。

手術の際には、甲状腺ホルモンの値が高い状態では危険が生じるため、抗甲状腺薬などで可能な限り甲状腺機能を正常な状態に近づけ、そのうえで手術を行います。

手術にかかる時間は1～2時間ほどで、入院期間は1～2週間です。退院後には1週間ほどで仕事や学校に復帰でき、1ヵ月もたてば元の生活に戻ることができます。

また、手術で甲状腺をすべて摘出した場合、術後は甲状腺ホルモンが合成・分泌されない状態になるため、生涯にわたって甲状腺ホルモン薬を服用し続ける必要があります。これは、もともと体内にあるべき量の甲状腺ホルモンを薬で補う方法であるため、副作用はほとんどありません。

手術で甲状腺を摘出する

甲状腺のすべてを摘出し、甲状腺ホルモンが出ないようにします。摘出後は、薬でホルモンを補充します。

甲状腺を摘出する手術

手術時間は1〜2時間。1〜2週間の入院が必要。

手順① 切開

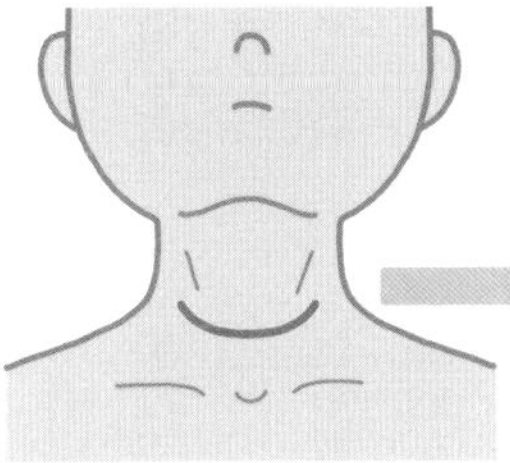

首のしわに沿って切る。傷あとは目立ちにくい

手順② 甲状腺の切除

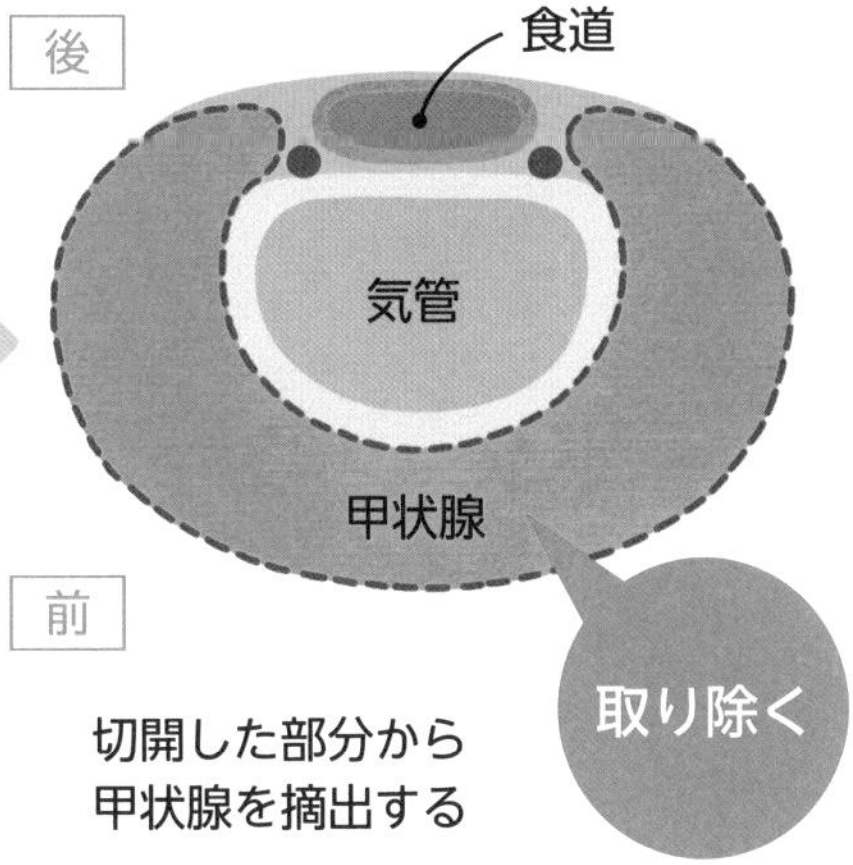

切開した部分から甲状腺を摘出する

メリット

- 治療効果が高い
- すぐに効果を得られる
- 再発しない

デメリット

- 目立たないが傷あとは残る
- 体に負担がかかる
- 薬でホルモンを補充しなくてはいけない

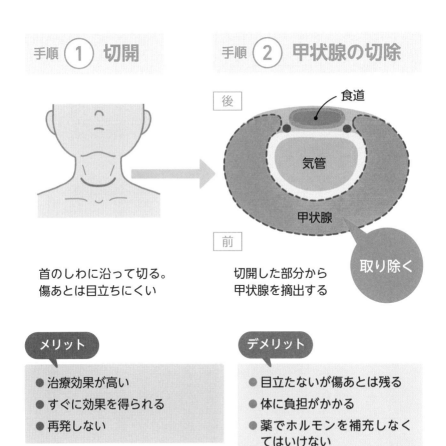

手術の合併症を知る

バセドウ病で甲状腺を摘出する手術は、技術がとても進歩しているため、合併症が起こる危険はほとんどありません。しかし、甲状腺のまわりにはさまざまな器官があり、手術によって傷ついてしまうことがあります。

たとえば甲状腺の背面には、声帯を動かすための、太さ1~2㎜ほどの反回神経《はんかいしんけい》があります。ここを手術中に少し引っ張っただけでも、声帯の動きが悪くなることがあり、声のかすれ（嗄声《かせい》）を引き起こす場合があります。ただし、反回神経を切断していない限り、多くは元の声に戻ります。

また、甲状腺の手術の影響で、「喉頭浮腫」という状態になることもあります。これは、手術での出血が傷の内部に溜まり、気道が圧迫され、気道のはじまりである喉頭がむくむ症状です。そこから呼吸困難に陥ることもありますが、出血はすぐに止まることがほとんどで、止まらなかった場合には、短時間の再手術を行います。その後に後遺症が残ることはまれです。

さらに、甲状腺の手術治療では、副甲状腺の機能にも影響を与えることがあります。副甲状腺は、甲状腺の左右の裏に2個ずつある小さな臓器です。ここでは、血液中のカルシウム濃度を一定に保つ働きをする「副甲状腺ホルモン」が分泌されます。

バセドウ病の手術では、副甲状腺を甲状腺から離し、温存するようにします。しかし、手術の影響が強かったり、副甲状腺をいくつか切除しなくてはならなかったりしたときには、副甲状腺の働きが一時的に落ち、副甲状腺ホルモンの分泌が低下することがあります。すると、血液中のカルシウム量が低下し、手足がしびれたり、顔がこわばったりといった「テタニー症状」が現れます。この場合には、カルシウム剤やカルシウムの吸収を促進するビタミンD剤を服用して、症状を改善させます。

甲状腺摘出手術の合併症

手術後にみられる合併症は、おもに3つあります。

声のかすれ（嗄声）

声帯をコントロールする反回神経が傷ついてしまったときに起こることがある

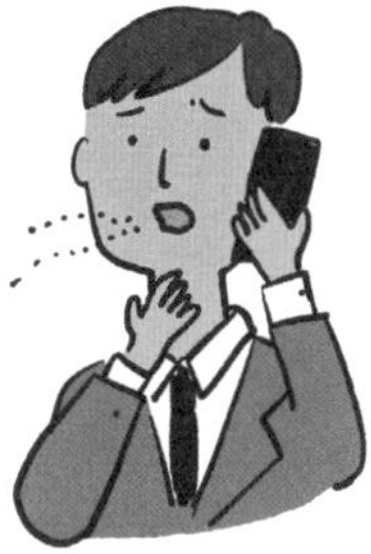

呼吸困難

出血が傷の内部にたまり、喉頭浮腫が起こり気道を圧迫してしまうことがある

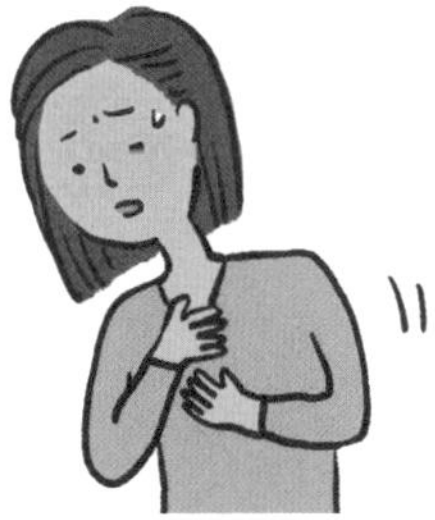

手足のしびれ、顔面のこわばり

副甲状腺が傷ついてしまったとき、血液中のカルシウム濃度が低下してテタニー症状が起こることがある

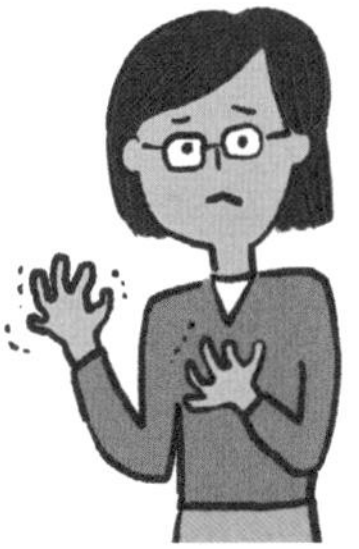

手術後、翌日には歩けるようになる。1～2週間で社会生活に復帰できるが、無理は禁物。

バセドウ病の眼の治療

バセドウ病は、甲状腺の病気の中でも、眼に症状があらわれるのが特徴です。しかし、バセドウ病のすべての患者さんに眼の症状があるわけではなく、軽症を含めて70％ほどといわれています。

バセドウ病での眼の症状は、「甲状腺眼症（バセドウ病眼症）」と呼ばれ、2つの症状があります。

1つは、まぶたが収縮してつり上がる「眼瞼後《がんけんこう》退《たい》」です。甲状腺ホルモンの分泌が過剰なため、体が興奮状態になり、眼が見開かれているような状態になります。甲状腺の機能を抑える薬物治療などで改善しやすい症状です。

もう1つは、自己抗体が関連しているとされる症状で、眼球が押し出される「眼球突出」や、まぶたが腫れる「眼瞼腫脹」です。眼球の奥にある筋肉や脂肪の組織が、免疫機能の異常によって発生した自己抗体に刺激され、炎症やむくみを引き起こし、眼球を前へと押し出してしまう症状です。眼が乾きやすくなる「ドライアイ」や、ものが二重に見える「複視」を引き起こすだけでなく、重症化すると、視神経までも圧迫して視力障害を起こします。こちらは、高まった甲状腺機能を抑制するだけでは改善しにくいため、眼科での治療も必要になります。

治療では、自己抗体の刺激によって起こっている炎症やむくみといった反応を抑えるため、ステロイド薬*を用います。また、眼球突出の症状が強い人には、眼球の奥に放射線を当てて、筋肉や脂肪を萎縮させる放射線療法が用いられることがあります。ほかの治療法で効果がない場合には、眼球の奥の骨や脂肪を取り除く手術を選択する場合もあります。

なお、眼球突出や眼瞼腫脹などの自己免疫がかかわる眼の症状がありながらも、バセドウ病自体の治療でアイソトープ治療を選択したい場合には、まずは眼の治療を優先したり、眼の症状が強くあらわれている場合はアイソトープ治療はひかえたりします。

用語解説

ステロイド薬　副腎皮質から分泌されるホルモン（ステロイド）を含む薬剤のこと。体内の炎症を抑えたりする働きがある。バセドウ病の場合、症状によってステロイド薬の点滴、内服、注射などの治療を行う。

甲状腺眼症（バセドウ病眼症）を知る

甲状腺眼症には**2種類**あります。

①甲状腺機能亢進によって起こるもの

眼瞼後退

甲状腺機能亢進により交感神経が高まり、まぶたがつり上がって眼を見開いたような状態になる

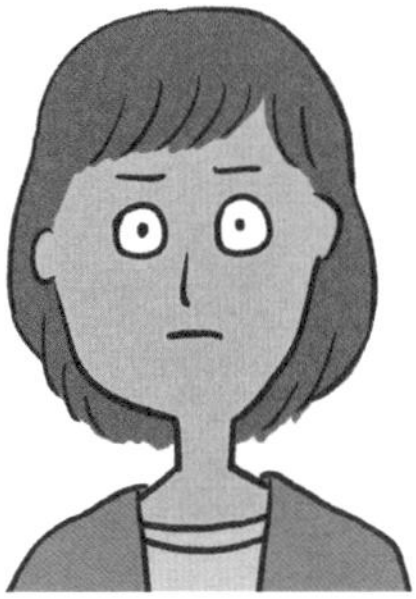

②眼筋や後眼窩脂肪組織が炎症によって腫れるために起こるもの

眼球突出

眼球の後ろ側の圧力が高まって眼球が押し出される

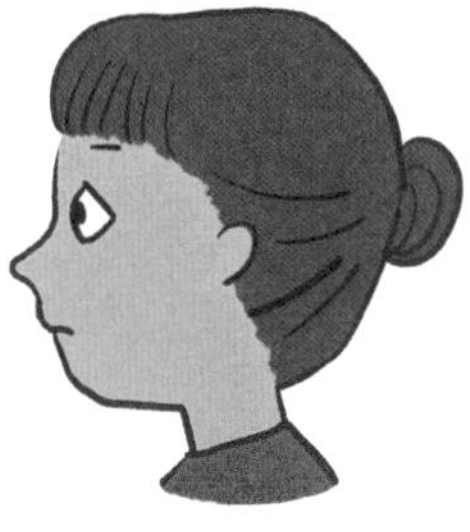

眼瞼腫脹

まぶたが腫れる

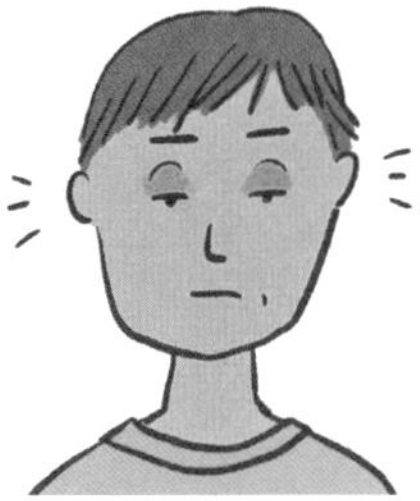

複視

物が二重に見える

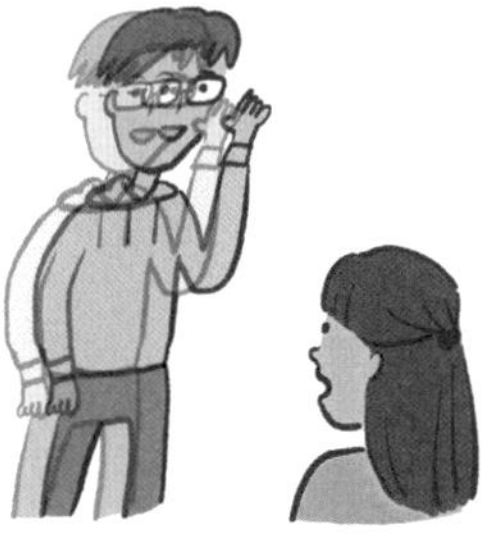

甲状腺機能性結節（プランマー病）

ホルモンを作るコブができる

甲状腺機能性結節（プランマー病）は、バセドウ病と同じく、甲状腺機能亢進症を引き起こします。

本来甲状腺ホルモンは、下垂体から出る甲状腺刺激ホルモン（ＴＳＨ）によって、合成・分泌を制御されています。しかし甲状腺機能性結節では、甲状腺にできた結節（しこり）で、ＴＳＨに影響されないまま、甲状腺ホルモンが過剰に合成・分泌されてしまうのです。

甲状腺機能性結節の症状はバセドウ病にとても似ています。両者を見分けるには、アイソトープ検査（P42参照）が用いられます。アイソトープ検査では、甲状腺ホルモンの材料となるヨウ素の集まりを、画像で確認することができます。つまり、甲状腺ホルモンを合成・分泌している部位を特定できる検査です。

バセドウ病の場合、アイソトープ検査の画像では甲状腺が黒くはっきりと写るため、甲状腺にヨウ素が集まっていることがわかります。しかし甲状腺機能結節の場合は、結節の部分だけが黒くはっきりと写り、甲状腺はぼやけて写ります。ここから、結節で甲状腺ホルモンの合成・分泌が活発に行われ、甲状腺は正しく機能していないことがわかるのです。

なお血液検査では、抗ＴＳＨ受容体抗体（ＴＲＡb）の値が、バセドウ病では陽性になるものの、甲状腺機能結節では陰性になります。

甲状腺機能性結節の治療では、腫瘍を取り除く手術か、腫瘍を小さくする放射性ヨウ素内用療法（P68参照）を行います。また、甲状腺機能性結節の場合の結節は、ほとんどが良性で、悪性（甲状腺がん）であることは極めてまれです。

甲状腺機能性結節（プランマー病）のしくみ

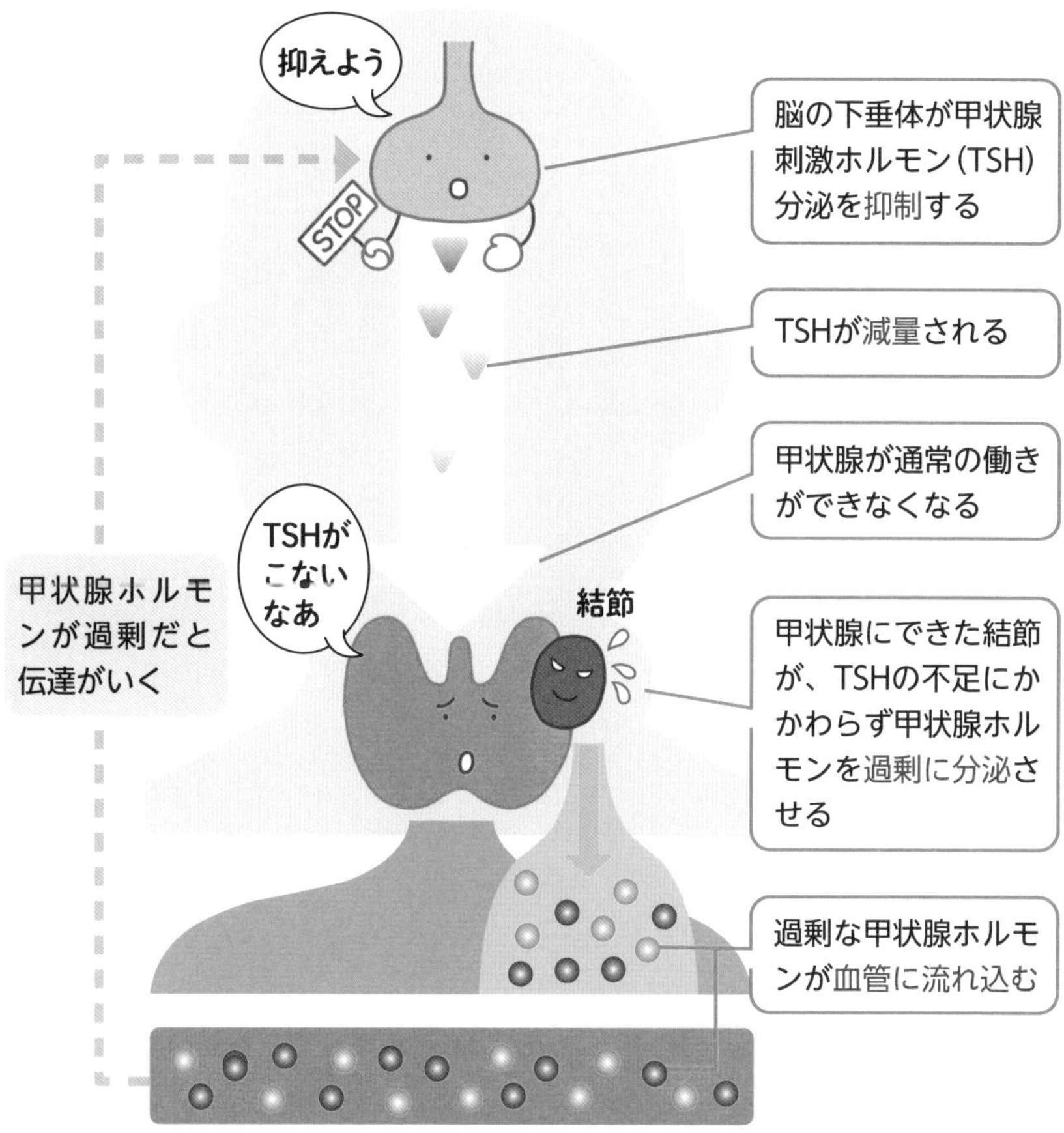

検査と治療

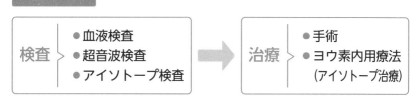

検査	●血液検査 ●超音波検査 ●アイソトープ検査
治療	●手術 ●ヨウ素内用療法 （アイソトープ治療）

甲状腺刺激ホルモン（TSH）産生腫瘍

脳に腫瘍ができて起こる

甲状腺機能亢進症を引き起こす病気には、甲状腺の機能自体には問題がないタイプのものもあります。そのひとつが、甲状腺刺激ホルモン（TSH）産生腫瘍です。

TSH産生腫瘍は、その名のとおりTSHを産生、つまり生み出してしまう腫瘍のことです。TSHを分泌する下垂体にできる良性腫瘍（下垂体腺腫）の一種で、割合としては下垂体腫瘍の0・5%ほどと、比較的まれな病気です。

甲状腺の合成・分泌をコントロールするTSHは、本来は下垂体が血液中の甲状腺ホルモンを感知したうえで、適量が分泌されます。甲状腺ホルモンの量が少なければ、下垂体はTSHの分泌を増やし、甲状腺ホルモンの合成・分泌を促します。反対にホルモン量が増えると、TSHの分泌を減らし、甲状腺ホルモンの合成・分泌を抑えるのです。

TSH産生腫瘍は、こういった下垂体のコントロールとは無関係に、TSHを過剰に分泌してしまいます。そのため、血液中の甲状腺ホルモン量が増えてしまい、バセドウ病と同じように、動悸や多汗、体重減少、手の震えなどの症状があらわれます。

しかし、バセドウ病などと比べると、症状の軽い人が多いため、発見が難しい病気といえます。腫瘍が大きくなると、視神経を圧迫して見えにくさを感じるようになるため、そこで気づく人もいるほどです。

治療法としては、手術で腫瘍を摘出するのが第一で、腫瘍が大きくなり、全摘出が難しい場合には、放射線治療や薬物療法を行います。また、甲状腺機能の高ぶりが強い場合には、手術前に甲状腺機能への薬物治療を行うこともあります。

甲状腺刺激ホルモン産生腫瘍ができると？

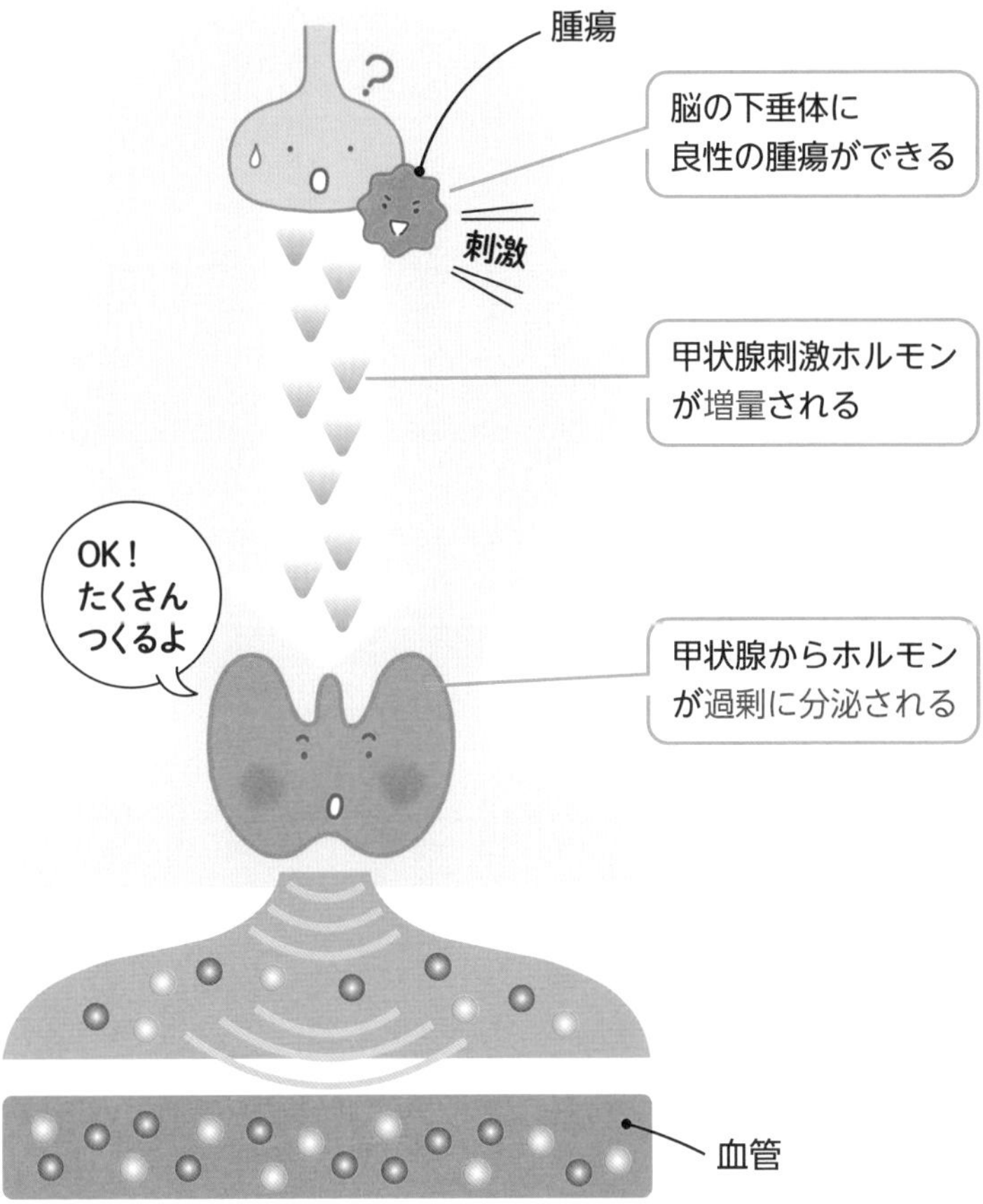
腫瘍
脳の下垂体に良性の腫瘍ができる
刺激
甲状腺刺激ホルモンが増量される
OK！たくさんつくるよ
甲状腺からホルモンが過剰に分泌される
血管

検査と治療

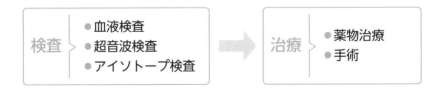

検査	●血液検査 ●超音波検査 ●アイソトープ検査

→

治療	●薬物治療 ●手術

破壊性甲状腺炎

甲状腺が破壊されてホルモンが漏れる

P50で説明したように、甲状腺中毒症に至る病気は2つあります。

1つは、甲状腺での甲状腺ホルモンの合成・分泌が増えすぎている甲状腺機能亢進症です。これまで説明したバセドウ病や甲状腺機能性結節、甲状腺刺激ホルモン（TSH）産生腫瘍などは、これに当たります。

そしてもう1つは、何らかの原因で甲状腺の細胞が壊れるなどして、甲状腺ホルモンが漏れ出てしまっている場合です。この代表的な病気が、破壊性甲状腺炎です。

破壊性甲状腺炎は、甲状腺の組織が炎症を起こすことから始まります。炎症が進むと、やがて甲状腺ホルモンを蓄積する細胞が破壊され、ためられていたホルモンが漏れ出てしまい、血液中の甲状腺ホルモンの量が増加してしまうのです。

破壊性甲状腺炎には、原因・症状の異なる2種類の病気があります。かぜ症状のあとなどに甲状腺が硬く腫れて痛みを感じる「亜急性甲状腺炎」と、自己抗体が原因で起こり、痛みはないものの、動悸や多汗、体重減少または増加、むくみなどがあらわれる「無痛性甲状腺炎」です。

これら2つの病気は、血液検査で測定する甲状腺ホルモンの量だけでは、バセドウ病と区別がつかないことがあります。そのため、血液検査によって、炎症反応や、自己抗体を調べる抗体検査で診断します。

なお、どちらの場合でも、甲状腺の機能が高まっているわけではなく、甲状腺中毒症としては一過性のものであるため、数ヵ月で治ることが多いです。

破壊性甲状腺炎が起こるしくみ

破壊性甲状腺炎には**2種類**あります。

亜急性甲状腺炎	甲状腺が炎症のため痛みを生じる
無痛性甲状腺炎	甲状腺に炎症があるが痛みはない

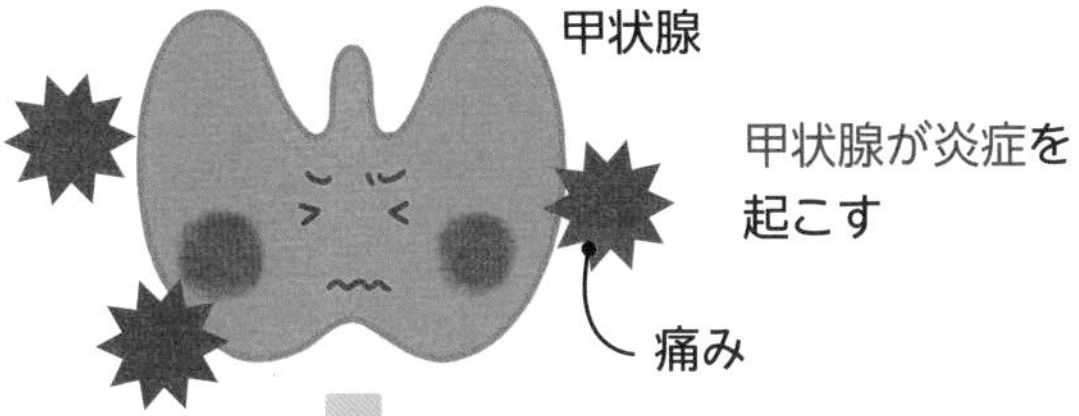
甲状腺
甲状腺が炎症を起こす
痛み

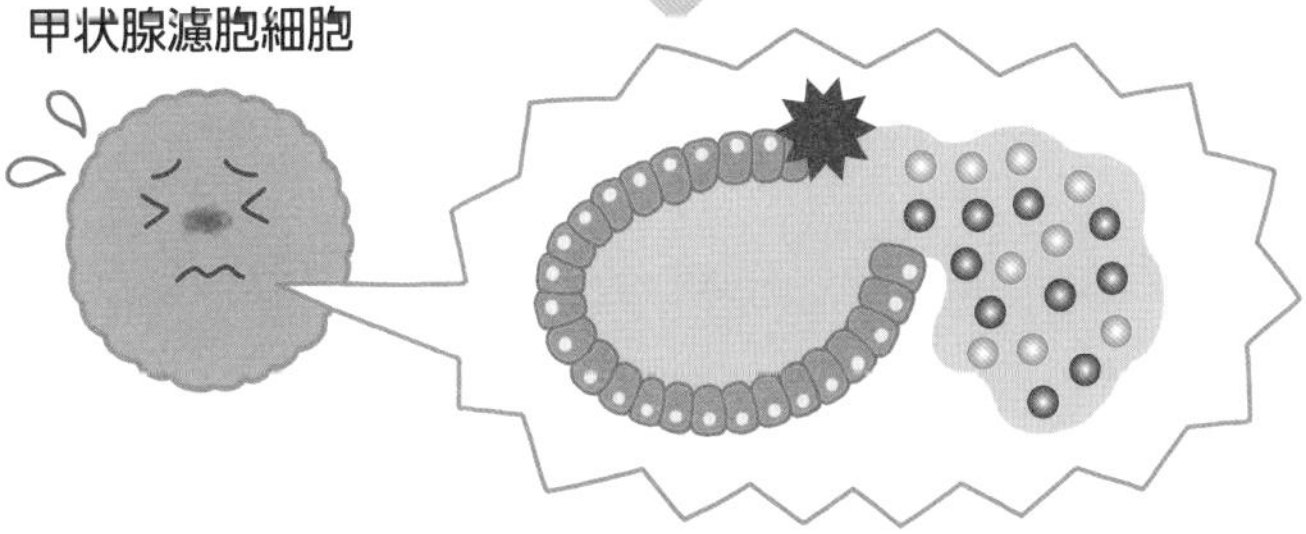
甲状腺濾胞細胞

甲状腺濾胞細胞が破壊されて、蓄えられていた甲状腺ホルモンが血液中に漏れ出す

甲状腺ホルモンが過剰になり、甲状腺機能亢進症の症状が出る

逆に甲状腺機能低下症の症状が出る

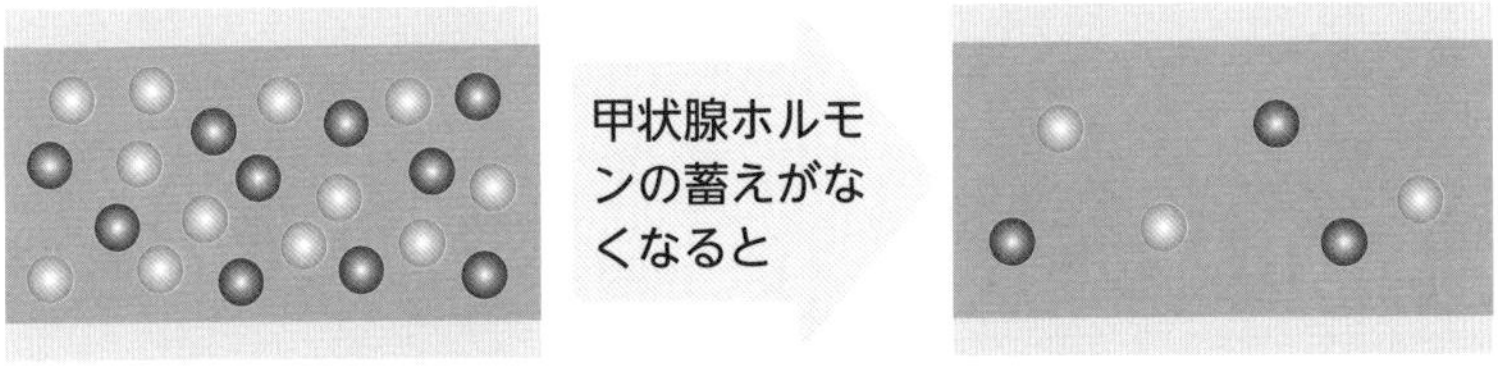
甲状腺ホルモンの蓄えがなくなると

亜急性甲状腺炎

首に痛みを生じる甲状腺炎

亜急性甲状腺炎は、破壊性甲状腺炎の一種です。「亜急性」とは、急性よりも長くは続くけれど、慢性的には続かない症状であることを表しています。実際に、亜急性甲状腺炎は一過性の病気であり、症状は2ヵ月ほど続くものの、次第に落ち着きます。

亜急性甲状腺炎のくわしいメカニズムはわかっていません。かぜ症状のあとに起こることがあるため、ウイルスが関係している可能性が考えられています。

症状としては、かぜ症状のあとなどに甲状腺の片側に硬い腫れが出てきます。腫れには強い痛みが伴い、38〜40℃の発熱も生じます。炎症で破壊された甲状腺から、甲状腺ホルモンが漏れ出てくると、血液中の甲状腺ホルモンの量が増え、動悸やだるさ、発汗、息切れなどの甲状腺中毒症の症状があらわれます。

症状はバセドウ病と似ていますが、治療法はまったく異なるため、血液検査や超音波検査などを行い、診断します。血液検査では、CRP（C反応性蛋白）や赤沈《せきちん》（赤血球沈降速度）の値が非常に高くなります。これは、炎症反応を示すものです。

また、大量の甲状腺ホルモンが漏れ出ているため、甲状腺ホルモン（FT4やFT3）の値は高くなるものの、甲状腺の機能は高まっていないため、甲状腺刺激ホルモン（TSH）の値は低くなるのが特徴です。

亜急性甲状腺炎は一時的なものであり、治療をしなくても症状は落ち着きますが、痛みや発熱を抑えるために、ステロイド薬や消炎鎮痛薬で治療を行います。

亜急性甲状腺炎が起こるしくみと症状

① 炎症が起きる
② 甲状腺濾胞が破壊される
③ 蓄えられていた甲状腺ホルモンが血液中に漏れ出る

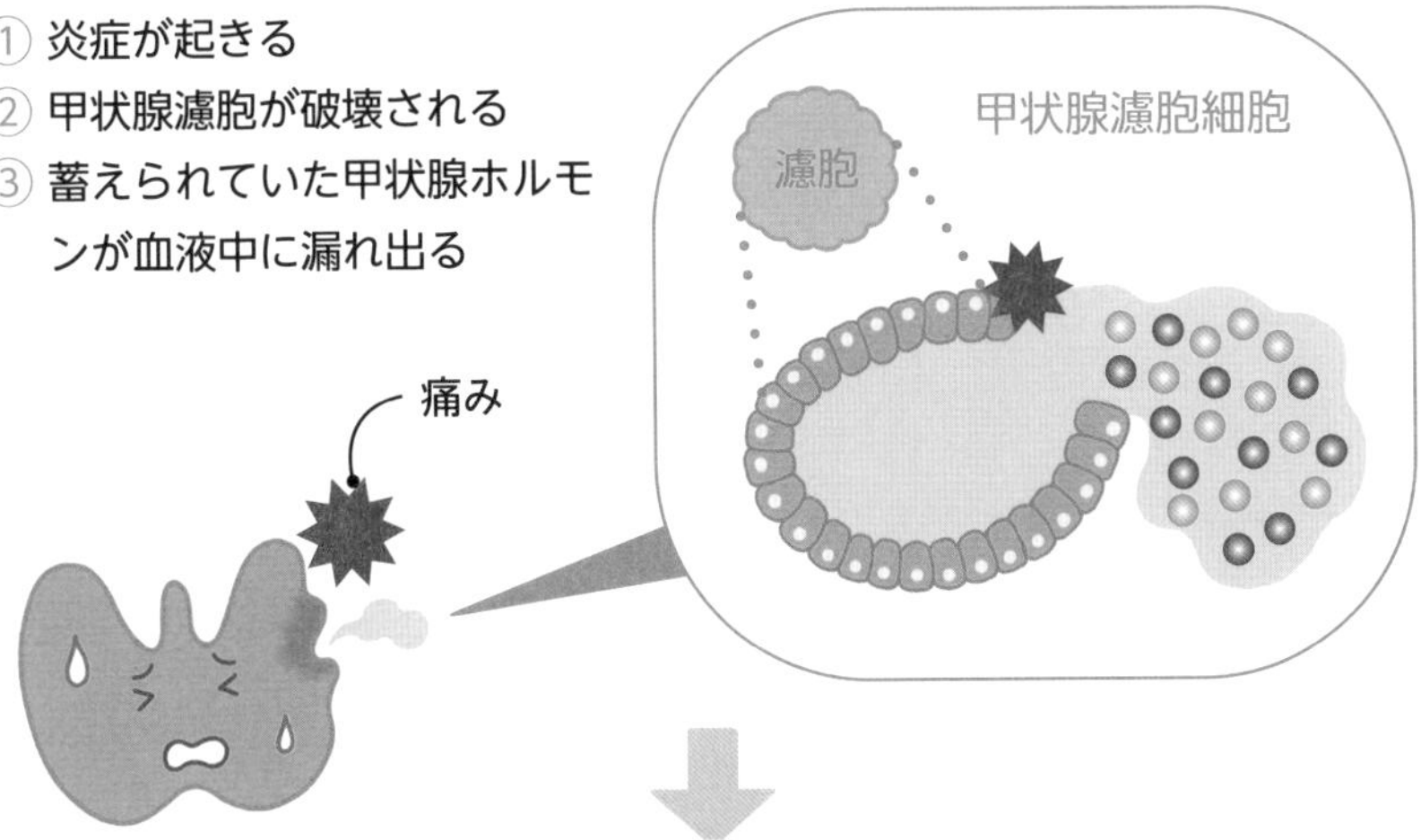

一時的に「甲状腺亢進症」の症状が出る

症状

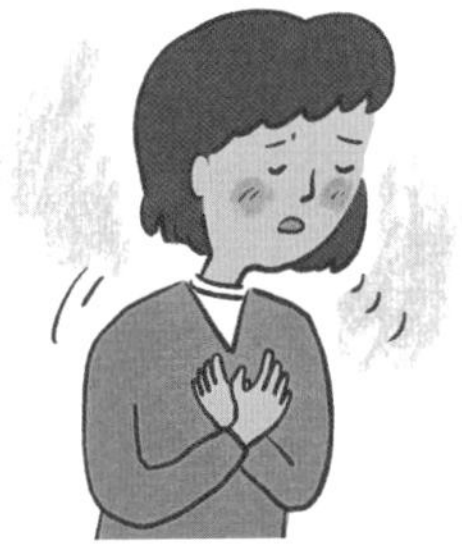

初期は発熱や息切れ、動悸など、甲状腺亢進症の症状が出る

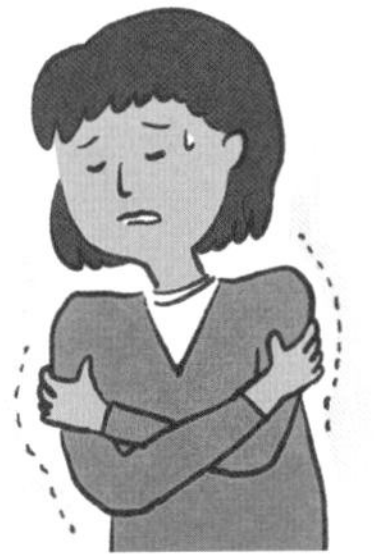

やがて、寒気やだるさ、気分の落ち込みなど、甲状腺機能低下症の症状が出る

とくに治療しなくても、2ヵ月ぐらいで甲状腺ホルモンが正常に戻る

無痛性甲状腺炎

甲状腺ホルモンが血液中に漏れる

無痛性甲状腺炎は、亜急性甲状腺炎と同様に破壊性甲状腺炎の一種です。痛みや発熱がないのが特徴で、橋本病や寛解（継続的に回復）したバセドウ病の経過中に発症することが多いとされています。また、出産後数ヵ月以内の産婦に、免疫のコントロールが乱れて発症することもあります。

無痛性甲状腺炎の原因は、自己免疫によって起こる炎症です。何らかの原因で自己抗体がつくられると、それによって甲状腺が破壊されます。そこから甲状腺ホルモンが漏れ出て、一時的に血液中の甲状腺ホルモン濃度が上がってしまうのです。

この際、バセドウ病と似た、動悸や頻脈、だるさ、多汗、不安・イライラ感などの、甲状腺中毒症の症状があらわれます。しかし、無痛性甲状腺炎では、破壊された甲状腺が徐々に修復していくため、症状はあくまで一時的なものです。症状は似ていても、治療法は長期間の治療が必要なバセドウ病とはまったく異なるため、正しい治療をするためには、両者を区別する必要があります。

両者の違いとしては、首の腫れと眼の症状です。バセドウ病では、どちらも目立った症状ですが、無痛性甲状腺炎では、首の腫れは目立たないことが多く、眼球突出などの眼の症状もありません。また、甲状腺機能の活発さがわかるアイソトープ検査や、甲状腺の大きさや状態がわかる超音波検査でも、両者を判別することができます。

無痛性甲状腺炎は、あくまで一過性の疾患であるため、基本的には治療を行わず、経過観察をします。なお、無痛性甲状腺炎は、半年～10年ほどの間隔をおいて繰り返すこともあります。

無痛性甲状腺炎が起こるしくみと症状

① 甲状腺が炎症を起こす
② 甲状腺濾胞細胞が破壊される
③ 蓄えられていた甲状腺ホルモンが血液中に漏れ出る

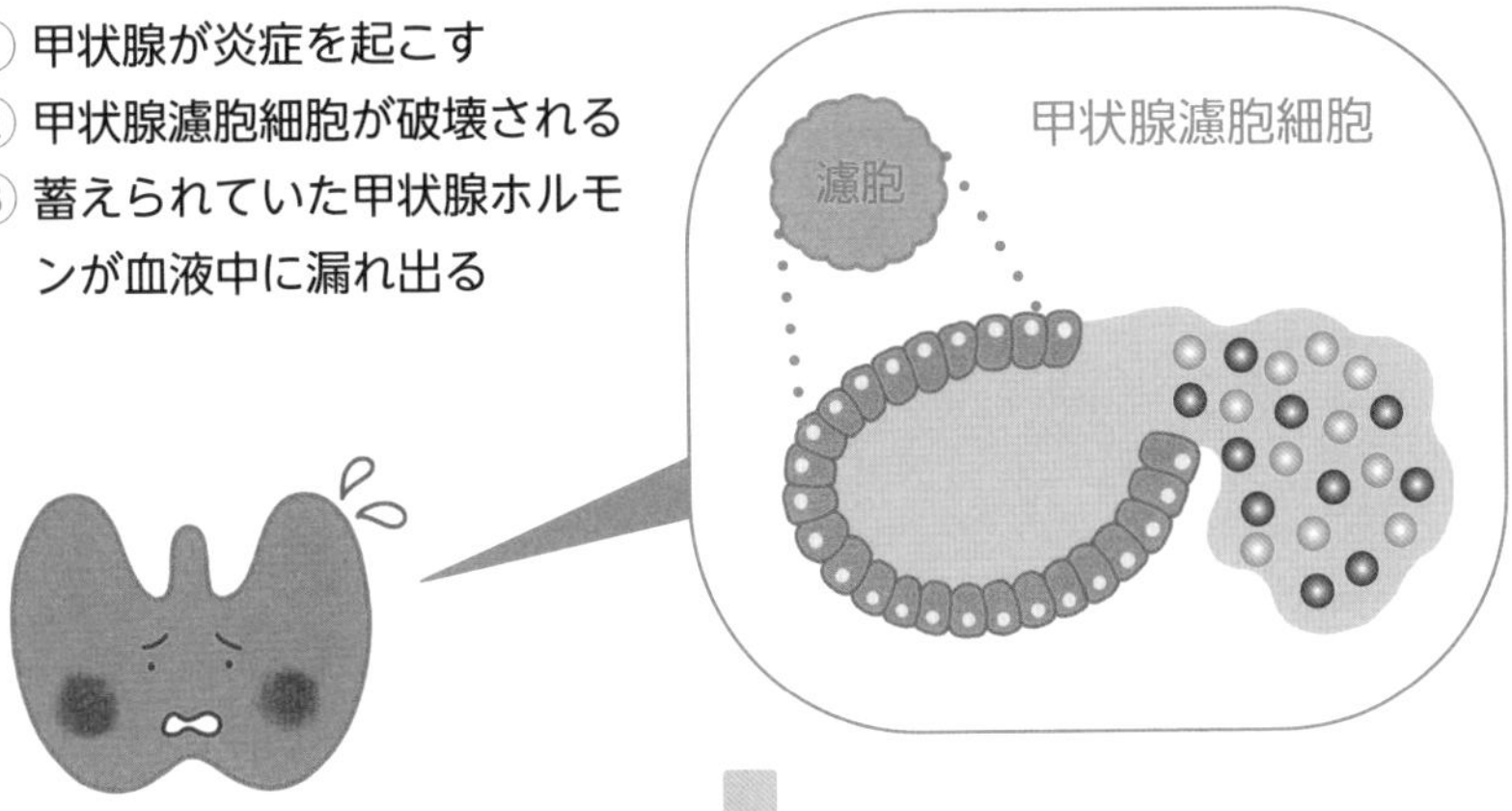

一時的に「甲状腺亢進症」の症状が出て、
その後、甲状腺機能低下症の症状が出る。
治療しなくても1～4ヵ月で治る

症状

甲状腺の細胞は破壊されているが、痛みはない

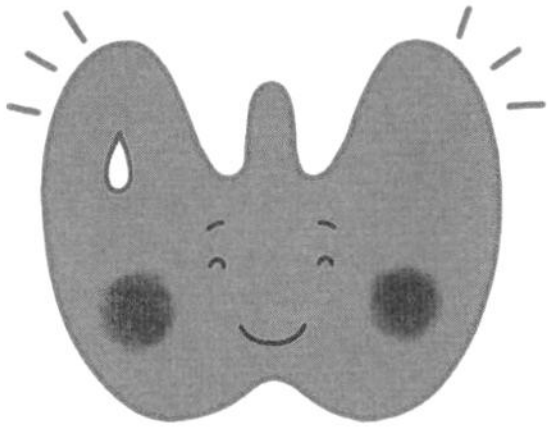

発症しやすいとされる人

- バセドウ病が寛解した人
- 橋本病の人

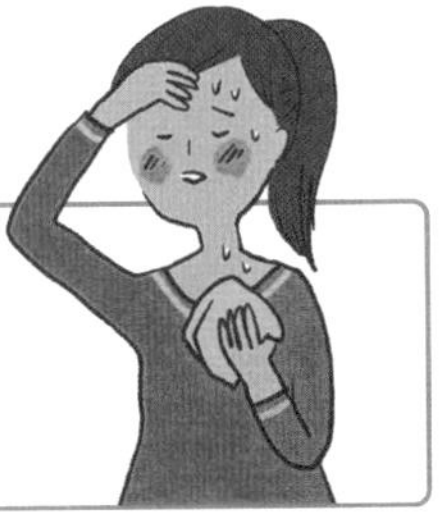

Column

甲状腺眼症（バセドウ病眼症）の症状を緩和する

甲状腺眼症には、筋肉や脂肪の組織が炎症を起こしている「活動期」と、炎症のない「非活動期」があります。そのうちの活動期に行う治療法として、「ステロイドパルス療法（ステロイド大量療法）」と「球後《きゅうご》照射（放射線治療）」が用いられることがあります。

ステロイド薬に含まれる副腎皮質ホルモンは、炎症を鎮める効果があります。ステロイドパルス療法ではその効果を利用して、眼球の裏の炎症を抑えます。また、ステロイドパルス療法という名前の「パルス療法」とは、薬を使用する期間と、使用しない期間を周期的に繰り返す治療法のことです。

つまりステロイドパルス療法とは、「ステロイド薬を３日間連続して点滴し、４日間休む」などの方法を数回繰り返すといった、ステロイド薬をパルス療法にもとづいて使用するものです。

このステロイドパルス療法は、入院で行う方法の他、外来で行う方法もあります。ステロイド薬には一定の副作用がありますが、使用をやめれば収まります。

こうしてステロイドパルス療法で炎症を抑えたら、再び炎症が起こらないように、眼球の奥にある組織に放射線を当てる球後照射を行うことがあります。

活動期に２つの治療法を併用するこの方法は、非常に効果が高いとされていますが、症状が出てから時間が経っていると、効果が出にくいこともあります。

第4章

甲状腺の機能が低下して起こる病気

甲状腺ホルモンの分泌が悪くなった状態を「甲状腺機能低下症」といいます。「橋本病」がその代表で、ほかにも脳に病変があったり、先天性の病気もあります。症状や診断、治療法を紹介します。

甲状腺機能低下症とは

甲状腺ホルモンの分泌が低下すると？

甲状腺で合成・分泌される甲状腺ホルモンは、全身の新陳代謝を活発にするなど、わたしたちの体の「元気のもと」ともいえる存在です。甲状腺機能低下症では、その甲状腺ホルモンの分泌量が何らかの原因で通常よりも低下し、全身にさまざまな症状が現れる病気です。主な症状は、疲労感やむくみ、寒がり、便秘、体重増加、脱毛などで、重症化すると、心不全や意識障害を引き起こすこともあります。

甲状腺ホルモンは、女性においては卵子の成熟にもかかわっています。そのため、甲状腺機能低下症が、月経不順や不妊の原因となることがあります。また、甲状腺ホルモンは、子どもの成長にかかわるものでもあるため、甲状腺機能低下症になると、胎児や乳児、あるいは小児期の成長や発達が妨げられてしまいます。

甲状腺機能低下症となる病気は、いくつかのタイプに分けられます。1つは、何らかの原因により甲状腺自体の機能が低下してしまう「原発性甲状腺機能低下症」（P106～107参照）です。甲状腺機能低下症の多くを占める橋本病（P92～93参照）はこのタイプです。

また、甲状腺には異常はないものの、下垂体や視床下部の機能に問題がある場合は、「中枢性甲状腺機能低下症」（P108～109参照）と呼ばれます。こちらには、出産がきっかけの「シーハン症候群」や、「下垂体腺腫」などが含まれます。

さらに、甲状腺や下垂体・視床下部の機能が先天的に不足している「先天性甲状腺機能低下症（クレチン症）」です（P110～111参照）。

甲状腺ホルモンの分泌が低下する4つの原因

原因1 原発性甲状腺機能低下症

甲状腺自体の機能が低下する。甲状腺に慢性的な炎症が起こる橋本病が代表

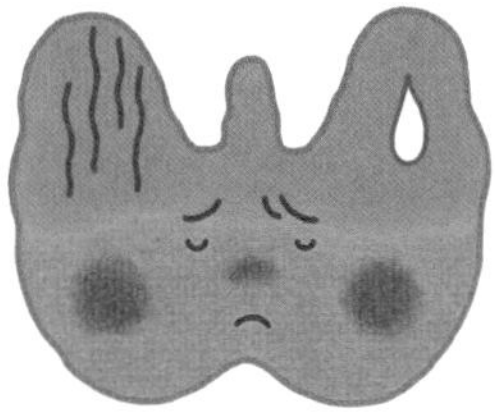

原因2 中枢性甲状腺機能低下症

脳の視床下部や下垂体など、甲状腺以外の病気が原因

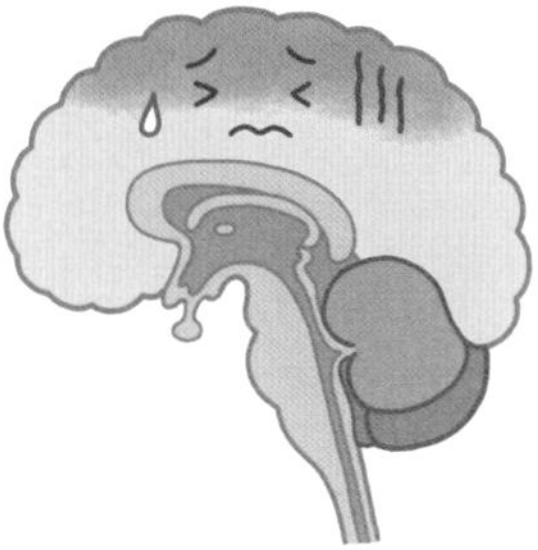

原因3 先天性甲状腺機能低下症（クレチン症）

生まれつき甲状腺が小さい、ホルモンをつくる酵素が少ない、などが原因

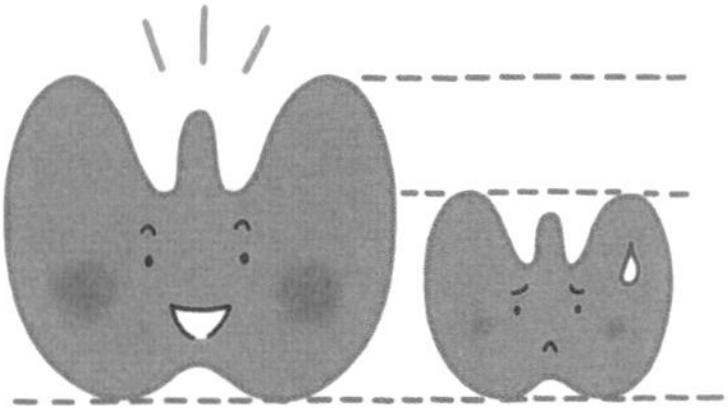

橋本病

橋本病の原因

橋本病は、「慢性甲状腺炎」とも呼ばれているように、甲状腺に慢性的な炎症が起こる病気です。1912年に、日本の橋本策博士が論文で発表した病気であるため、この名がつきました。

橋本病での炎症の原因となっているのは、自己免疫です。体内には、免疫を担当する細胞であるリンパ球があり、ウイルスなどの外敵を見つけると、攻撃して排除します。この免疫の仕組みに何らかの異常が起こると、リンパ球は自分の体の組織を異物と見なして攻撃してしまいます。橋本病では、このリンパ球が甲状腺組織の中に多数侵入し、甲状腺を傷つけ、炎症を起こしているのです。

最初のうちは炎症も弱く、甲状腺の働きに影響は出ませんが、炎症が強くなると甲状腺全体が腫れ、外見でわかるほどになります。甲状腺の破壊が進むと、甲状腺ホルモンを十分に合成・分泌できなくなります。甲状腺ホルモンの減少を感知した脳の下垂体が、甲状腺刺激ホルモン（TSH）の分泌を増やしても、甲状腺自体が破壊されているため、甲状腺ホルモンの合成・分泌量は増えず、次第に甲状腺機能低下症の症状があらわれてきます。

日本では、橋本病が甲状腺機能低下症を引き起こす大きな原因になっていますが、橋本病になった人がすべて甲状腺機能低下症になるわけではありません。橋本病の患者さんで、生涯にわたって甲状腺機能の低下がみられるのは16％ほどで、甲状腺機能に異常がない人もいます。

女性に多くみられ、男女比は1：20～30ほどとされ、とくに30～40代の女性が診断されていることが多く、子どもにはあまりみられません。

橋本病は自己免疫疾患

橋本病から甲状腺機能低下症が起こるしくみ

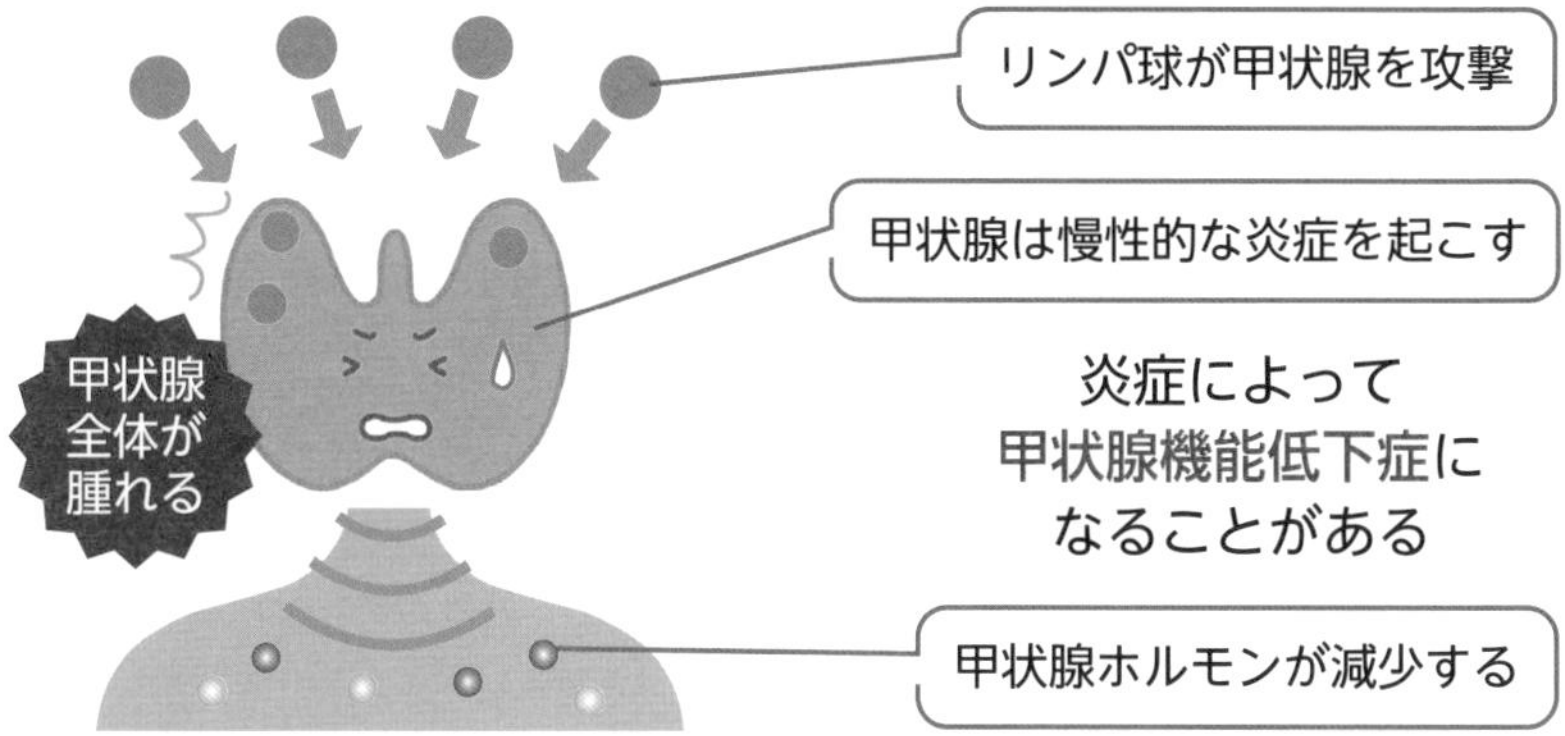

甲状腺組織が破壊されてしまうことも

橋本病の患者はとくに女性が多い

甲状腺の病気のなかでもとくに女性の割合が多く、男女比は1対20~30です。

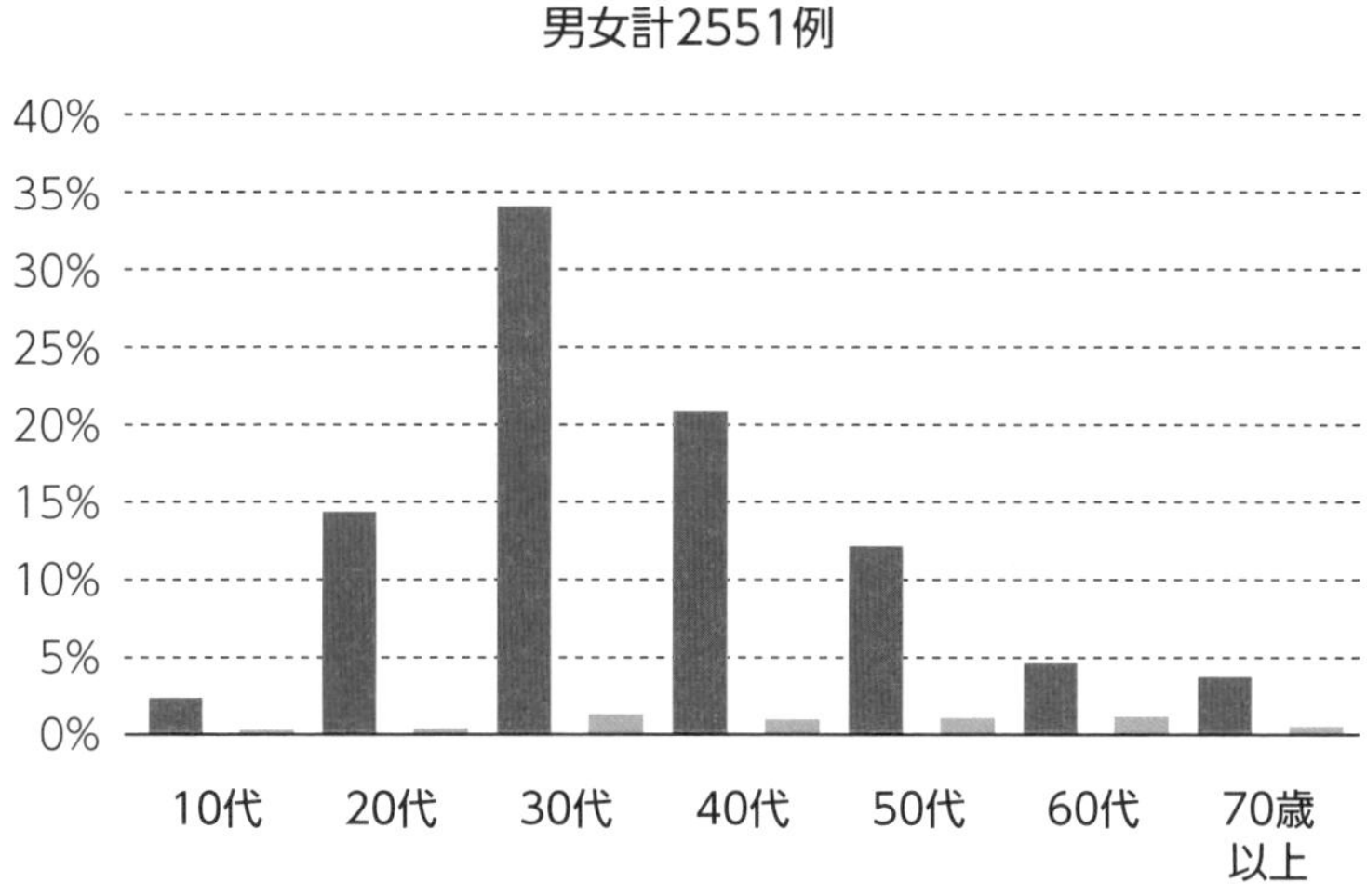

伊藤病院における橋本病患者の初診時年齢分布（2020年初診時未治療患者）

橋本病の症状① 首が腫れる

橋本病は、進行して甲状腺機能低下症にならない限り、ほとんど症状があらわれません。血液中や甲状腺にリンパ球が入り込んでいても、甲状腺が甲状腺ホルモンの合成・分泌の機能を保っているうちは、ほとんど症状が出ないのです。

そのため、首の腫れが唯一の症状といわれており、これが橋本病であることに気づくための大切なサインとなります。

同じように首が腫れるバセドウ病では、甲状腺の働きが活発になっていることから腫れが生じます。しかし橋本病では、甲状腺細胞が破壊されることで慢性的な炎症が起こることが、腫れの原因です。

ただし、橋本病もバセドウ病も、腫れ方は部分的なものではなく、甲状腺全体に腫れが広がる「びまん性」です。

橋本病の首の腫れの位置は、バセドウ病と同じく喉仏の下で、鎖骨の上あたりです。バセドウ病の腫れは柔らかく、表面はなめらかなのが特徴ですが、橋本病ではゴムのように硬くなり、表面がゴツゴツしています。しこり（結節）のように感じられることもあります。

なお、橋本病では、腫れの大きさと病状の悪さは関連しません。腫れが大きくても、甲状腺機能低下の症状がない人もいます。反対に、腫れが小さいのに、甲状腺機能低下の症状が強い人もいます。

ほかに症状がない場合には、橋本病の腫れは、ほとんど治療の要らないものです。首が腫れているだけで、とくに問題なく一生を終える人がたくさんいます。腫れとともに甲状腺機能低下症があらわれていても、薬物治療を行えば、症状は改善し、腫れも小さく、柔らかくなります。

ただし、腫れが痛みを伴って急激に大きくなった場合は、橋本病の症状の悪化（急性増悪《ぞうあく》）の可能性もあるため、すみやかに受診しましょう。

首の腫れは「橋本病」の手がかり

橋本病は甲状腺全体が腫れて大きくなることがあり、
これを「甲状腺腫」といいます。

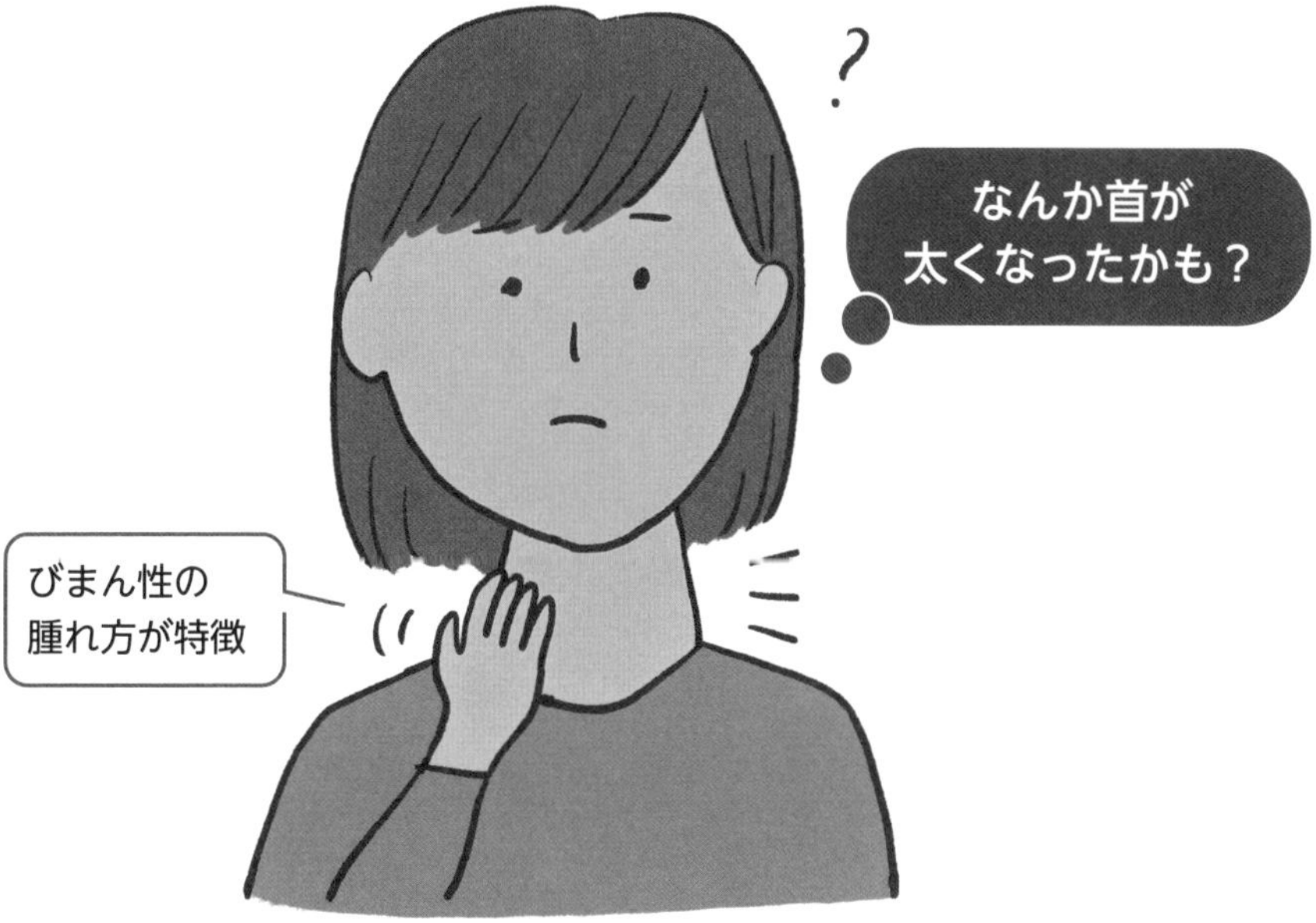
なんか首が
太くなったかも？
びまん性の
腫れ方が特徴

首の腫れの特徴

- 喉仏の下にできる
- 痛みや喉のつまりはない
- 大小さまざま
- 硬くゴツゴツする

↓

腫れ自体は治療の必要はない

橋本病の症状② 全身の症状

橋本病では、免疫細胞によって甲状腺の細胞が破壊され、甲状腺ホルモンの分泌が減ってしまいます。しかし、いきなり甲状腺機能低下症の症状があらわれることはありません。甲状腺ホルモンの減少を受けて、甲状腺刺激ホルモン（ＴＳＨ）が増え、その刺激を受けた甲状腺が、総力をあげて甲状腺ホルモンの合成・分泌を行うようになるためです。

それでも甲状腺の破壊が進んでしまうと、甲状腺は甲状腺ホルモンの合成・分泌が行えなくなり、そうなってから甲状腺機能低下症の症状が生じます。

代表的な症状は、むくみです。甲状腺ホルモンは、全身の新陳代謝にかかわっており、水分を代謝する力も弱まるために起こります。舌や喉までむくむため、声がかすれたり、ろれつが回らなくなったりすることもあります。

代謝の悪さから、汗をかかなくなり、皮膚がうるおいを失うようになります。抜け毛も増え、眉が薄くなることもあります。

バセドウ病はエネルギーを過剰に消費する病気ですが、橋本病では反対にエネルギー消費を控えてしまうため、体重が増えやすく、寒がりになります。また、コレステロールの分解速度が遅くなることから、コレステロール値が上昇します。

心臓の動きが遅くなり、脈拍数が少なくなります。正常な脈拍数は1分間に70～80ほどですが、甲状腺機能低下症は60以下になります。心臓もむくんで大きくなり、胸部Ｘ線（レントゲン）写真では、心臓の影が大きく写る場合もあります。

また、甲状腺ホルモンは女性の卵巣にも影響を与えているため、月経異常や無排卵、流産のリスクが高くなります。

脳の働きにも影響し、記憶力や意欲の低下が見られ、眠気を感じやすくなり、抑うつや認知症と間違われることも少なくありません。

橋本病のさまざまな症状

甲状腺ホルモンの分泌が低下することで、新陳代謝が弱まり、全身にさまざまな症状が出ます。

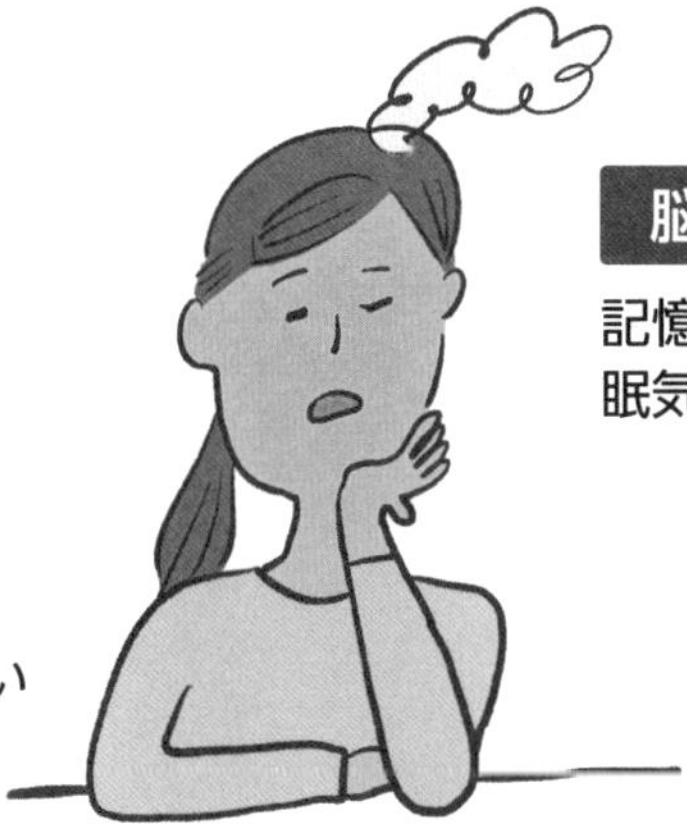

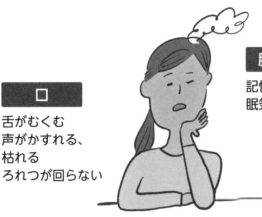

口

舌がむくむ
声がかすれる、
枯れる
ろれつが回らない

脳の働き

記憶力、思考力の低下
眠気を感じやすい

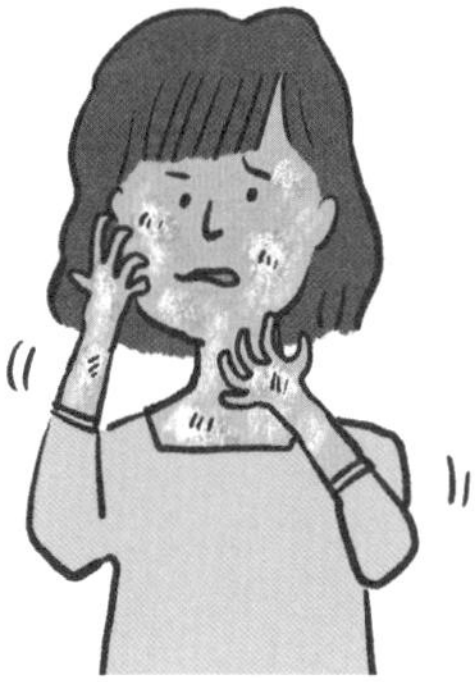

皮膚

汗をかかなくなる
乾燥する
白っぽくなる
毛が脱けることも

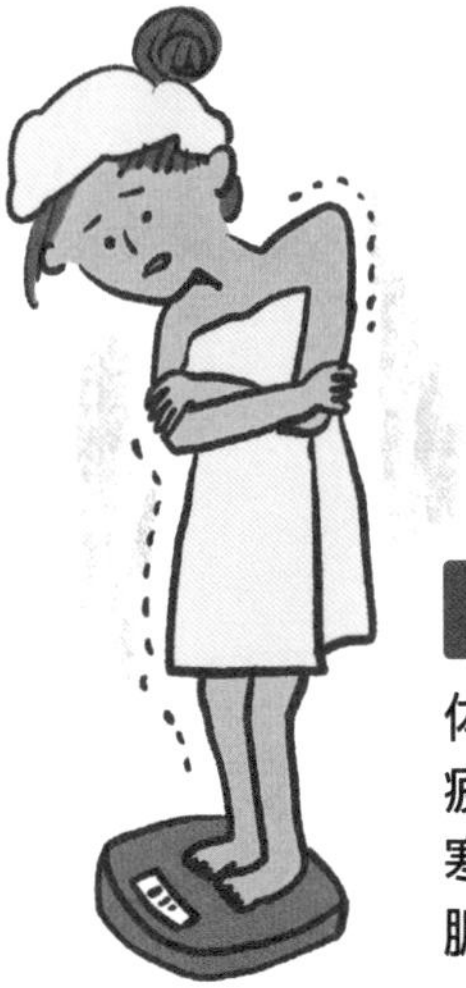

全身

体重増加
疲れやすい
寒がり、冷え性になる
脈が弱くなる

その他

心臓の肥大
月経などの異常

橋本病の検査・診断

橋本病の診断は、医師の診察と、血液検査によって行います。

医師の診察では、問診と触診、超音波検査を行います。まず問診で症状を確認し、触診で甲状腺の腫れを確認します。この際、橋本病の特徴である、全体的に腫れる「びまん性」であるかどうかを確認します。

橋本病以外の病気と見分けるために、超音波検査（P40〜41参照）で甲状腺内部の様子を調べます。腫れが急激に大きくなっている場合には、甲状腺の細胞を採取して調べる、穿刺吸引細胞診検査（P44〜45参照）も行います。

血液検査では、「抗サイログロブリン抗体（TgAb）」と、「抗甲状腺ペルオキシダーゼ抗体（TPOAb）」の値が、橋本病かどうかを判断する材料になります。橋本病の患者さんでは、どちらかの値が陽性になります。

また、血液検査では、甲状腺ホルモン（FT4とFT3）と甲状腺刺激ホルモン（TSH）の濃度も調べます。

たとえ甲状腺ホルモンの値が正常であっても、甲状腺ホルモンの分泌を促すTSHの値が基準範囲よりも高ければ、橋本病の疑いがあります。これは、TSHの過剰な分泌によって甲状腺機能が保たれていると考えられ、甲状腺自体の機能は低下している、つまり橋本病の可能性があるとされるためです。

そして、甲状腺ホルモンの値が基準範囲を下回り、TSHが基準範囲を大きく上回っている場合には、TSHの過剰な刺激によっても、甲状腺が機能していないことを表すもので、甲状腺機能の低下がかなり進んでいることがわかります。

また、甲状腺機能低下症では、血液中のコレステロール値が高くなることも橋本病が診断されるきっかけのひとつになります。

橋本病の検査

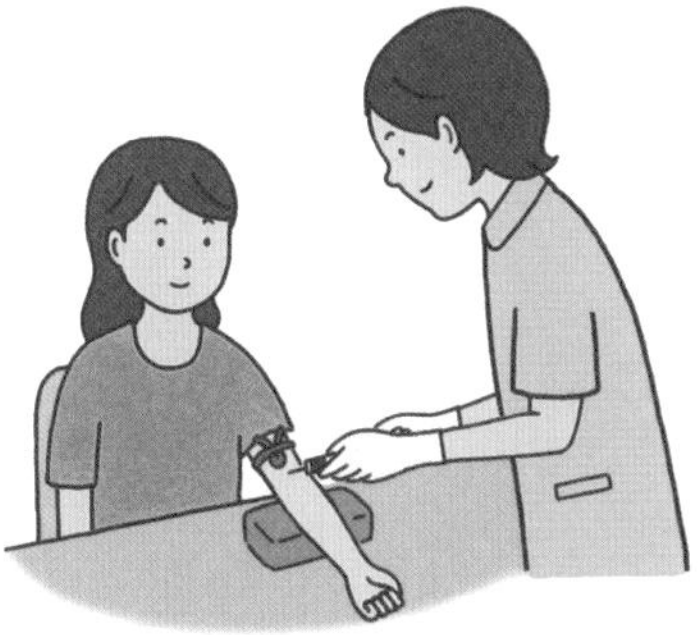

血液検査

- 血液中の自己抗体を調べる
  抗サイログロブリン抗体（TgAb）、抗甲状腺ペルオキシダーゼ抗体（TPOAb）
- 甲状腺ホルモンなどを調べる
  FT4、FT3、TSH
- コレステロール値を調べる

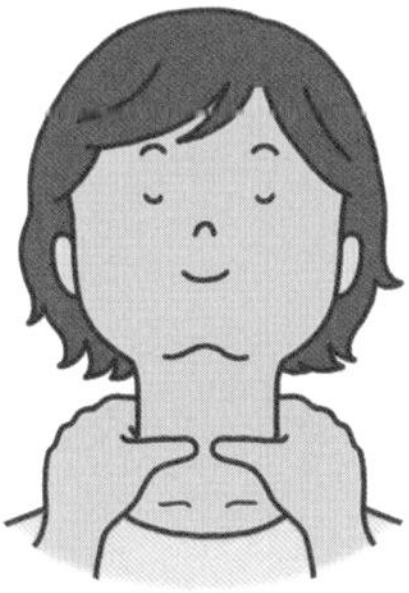

触診

医師が首元の腫れを触って調べる

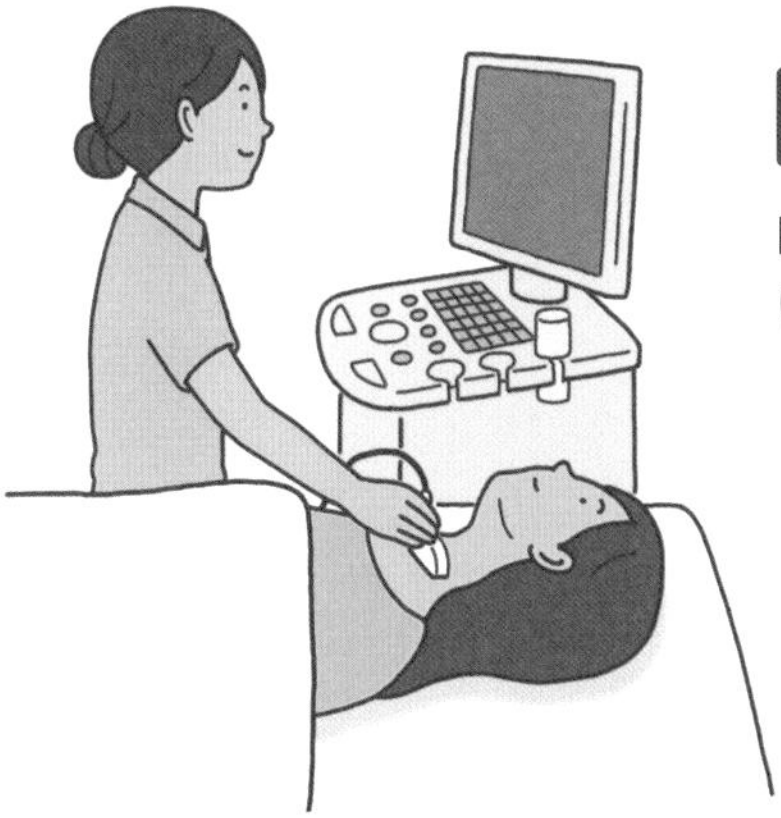

超音波検査

内部の構造を調べ、腫瘍が合併していないかなどを確認する

橋本病の治療　ホルモンを補う

橋本病と診断されたとしても、血液検査での甲状腺ホルモンの値が正常であるなど、甲状腺機能の低下が見られず、首の腫れも大きくない場合には、体には影響がないものとして、治療は行いません。ただし、定期的に受診して、医師による経過観察が必要になります。

橋本病と診断され、甲状腺ホルモンが不足している場合には、免疫細胞による甲状腺の破壊が進み、甲状腺の機能が低下してしまい、さまざまな組織や器官に影響が出てきます。現在は破壊された甲状腺を修復したり、甲状腺機能を回復させたりする治療法はないため、不足分の甲状腺ホルモンを薬で補う薬物治療を行います。

甲状腺ホルモンには、「サイロキシン（T4）」と「トリヨードサイロニン（T3）」の2種類があります。T3は、甲状腺ホルモンの標的となる組織や器官にある、甲状腺ホルモン受容体と結びつく力が強く、甲状腺ホルモンとしての活性も強いのが特徴です。T4は、体の状態や必要性に応じて、肝臓などでT3に変化できるタイプの甲状腺ホルモンですが、ホルモンのパワーとしてはT3に劣ります。

しかし、T4のほうが調整性にすぐれていることもあり、橋本病の治療では、T4を人工的に合成した合成T4製剤（商品名：チラーヂンS）を用います。

チラーヂンSの成分は、体内でつくられるT4そのものであり、体にとっての異物ではないため、アレルギー反応もほとんどなく、持続的な治療ができます。適量を服用すれば、副作用もないため、安全に治療を続けることができます。

なお、甲状腺ホルモン薬には、T3を人工的に合成した薬（商品名：チロナミン）もあります。こちらは橋本病などでの長期的な治療に向かないものの、作用が早く現れることから、甲状腺がんの手術後などに一時的に用いられることがあります。

橋本病の治療

橋本病と診断されても、治療の必要がない場合もあります。

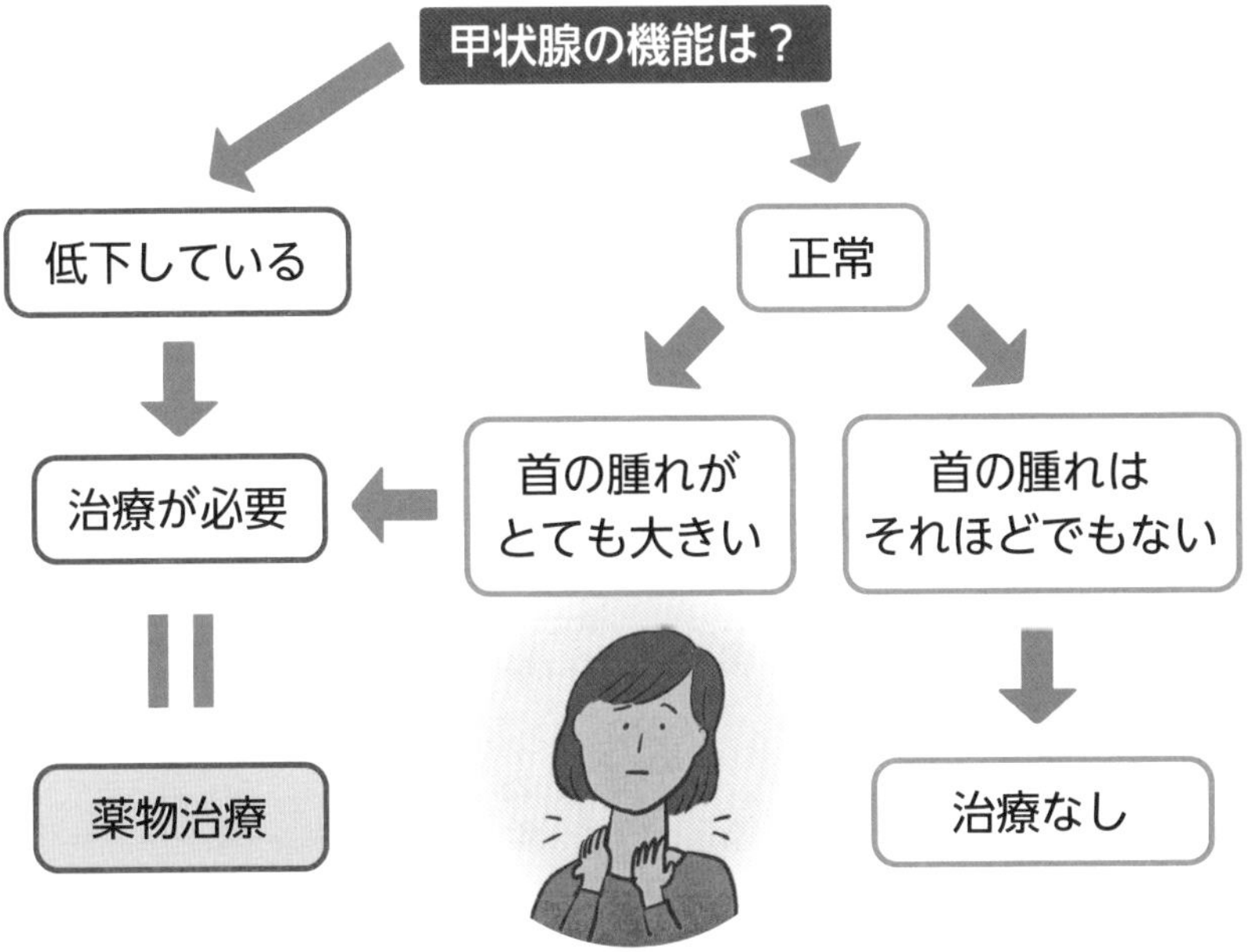

甲状腺ホルモンを補う

体内でつくられる甲状腺ホルモンと同じ成分を人工的に合成した安全な薬を服用する。甲状腺機能が回復し、首の腫れも小さくなる

定期的に検査を受ける

治療は不要だが、甲状腺の炎症はあるので、定期的に検査を受けて経過を観察する

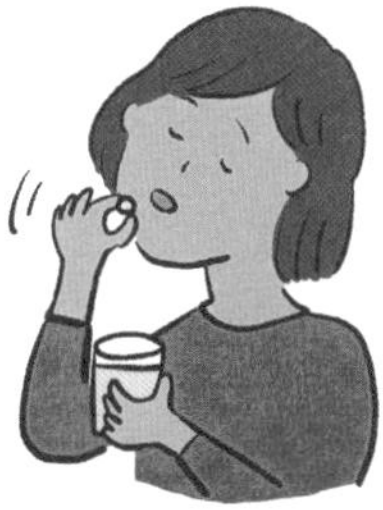

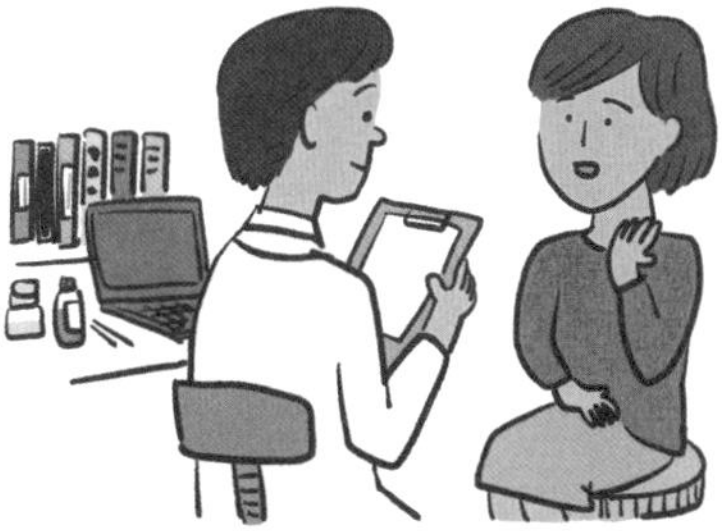

薬物治療中の注意点

甲状腺ホルモン薬による治療では、少量の服用から開始します。これは、いきなり大量のホルモンを服用すると、体の機能に異常が出るおそれがあるためです。

その後、血液検査で甲状腺ホルモン濃度を確認しながら、徐々に服用量を増やしていきます。とくに心臓に病気がある人や、甲状腺機能低下症の症状が強い人は、慎重に量を増やす必要があります。

服用から1ヵ月以上経過すると、血液中の甲状腺ホルモン濃度が、服用するT４製剤の量に釣り合うようになります。このころから、甲状腺機能低下症によるつらい症状が減っていきます。

やがて2～3ヵ月が経つと、その人に適した甲状腺ホルモン薬の量の判断がつくようになります。この量を「維持量」といい、この分のホルモン薬を飲み続けることになります。

服薬によって症状が改善したとしても、橋本病が完治したわけでも、甲状腺の機能が回復したわけでもありません。そこでホルモン薬の服用をやめてしまうと、再び甲状腺機能低下症の症状があらわれてしまいます。自己判断で服薬をやめたりせず、医師の指示に従って服用を続けましょう。

ホルモン薬を維持量より多めに服用すると、体内の甲状腺ホルモン量が過剰になり、骨量の減少や不整脈などの症状があらわれますので、あくまで維持量を服用するようにしましょう。

また、脂質異常症の治療薬や、胃薬の一部、貧血治療薬などには、甲状腺ホルモン薬の吸収を妨げるものがあります。これらの薬とホルモン薬は、服薬の時間を2～6時間ずらすようにします。野菜ジュースやダイエット食品などの、食物繊維の多い食品にも同様の作用があるため、これらの食品を摂った場合には、甲状腺ホルモン薬の服用の時間をずらすようにしましょう。

橋本病の薬物治療

合成T4製剤を服用

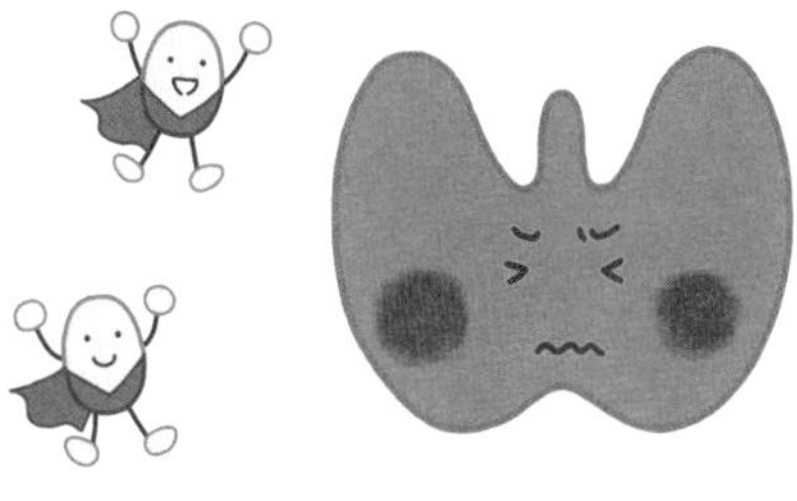

甲状腺ホルモンT4を人工的に合成した薬（商品名：チラーヂンS）を服用する。体内でつくられる成分と同じなのでアレルギー反応もほぼなく、医師による指示通りに飲めば、副作用もほぼない。

NG! 脂質異常症の治療薬、一部の胃薬、鉄剤、野菜ジュースやダイエット食品と一緒にとると、効き目が弱まるので注意！

少量から飲み始める
体内のホルモンバランスが崩れないよう、少量から飲む

↓

必要量を決める
血液検査でホルモン濃度を測りながら、徐々に量を増やす

↓

2〜3ヵ月後に適量がわかる
服用後2〜3ヵ月で適量（維持量）がわかるので、飲み続ける

↓

4ヵ月後に症状がよくなる
個人差はあるが、服用から1〜4ヵ月後で症状が回復する。医師の診察は定期的に受ける

橋本病により起こる病気や症状

橋本病では、甲状腺機能低下症や甲状腺ホルモン不足とは異なる症状があらわれることがあります。

甲状腺の炎症が急に悪化し、大きく腫れて発熱や痛みがある場合は、「急性増悪《ぞうあく》」であることが考えられます。甲状腺ホルモンが漏れ出し、バセドウ病のような症状が出てくることもあります。抗炎症薬などによる治療を行い、症状が収まったとしても、その後に甲状腺機能の低下が進行してしまうことがあります。

橋本病では、急性増悪のようにバセドウ病と似た症状があらわれる「無痛性甲状腺炎」（P86～87を参照）も起こることがあります。甲状腺の細胞が壊れて、甲状腺ホルモンが漏れ出す病気ですが、数ヵ月ほどで自然に治ります。出産後の数ヵ月に発症しやすい病気と考えられます。

なお、急性増悪と無痛性甲状腺炎は、繰り返し発症することがあるので、注意が必要です。

そして、橋本病が進行した際に発病するのが、「特発性粘液水腫」です。「特発性」というのは、原因が不明という意味です。

甲状腺の細胞の破壊が進むと、機能低下の重症度は高くなるものの、甲状腺は萎縮して小さくなります。そのため、首の腫れは見られなくなるものの、甲状腺機能低下症の症状が著しくあらわれるのが、この病気の特徴です。こちらは、橋本病と同様に甲状腺ホルモン薬の服用で治療を行います。

また、白血球の一種であるリンパ球ががん化し、腫瘍になる「リンパ腫」が、まれに甲状腺にできることがあります。この場合の多くは、橋本病の患者さんが発病するとされています。初期症状である甲状腺の腫れは橋本病と似ているのですが、急に硬く大きくなり、首を圧迫し始めるのが特徴です。ただし、ごくまれな病気ですので、定期的な検診を受けていれば、心配する必要はありません。

橋本病に関連する病気

急性増悪

甲状腺に痛みが出たり、発熱したりする。抗炎症薬などを投与して治療を行う。手術で甲状腺を切除することもある

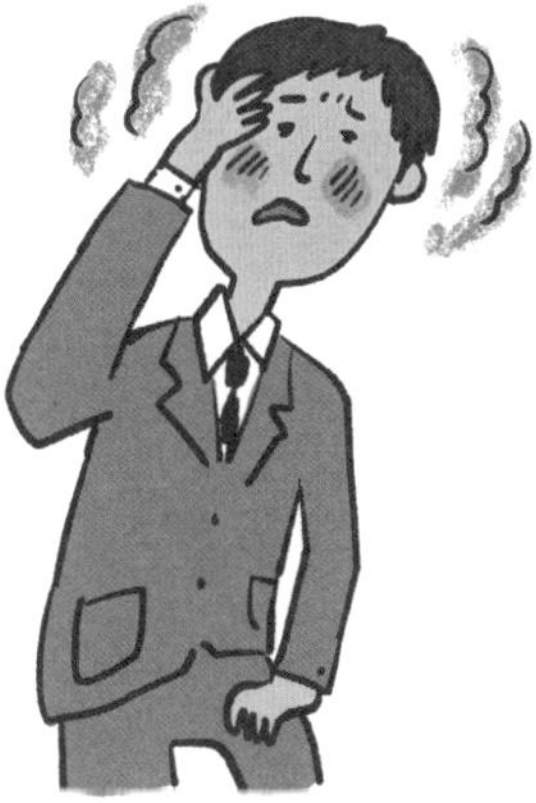

無痛性甲状腺炎

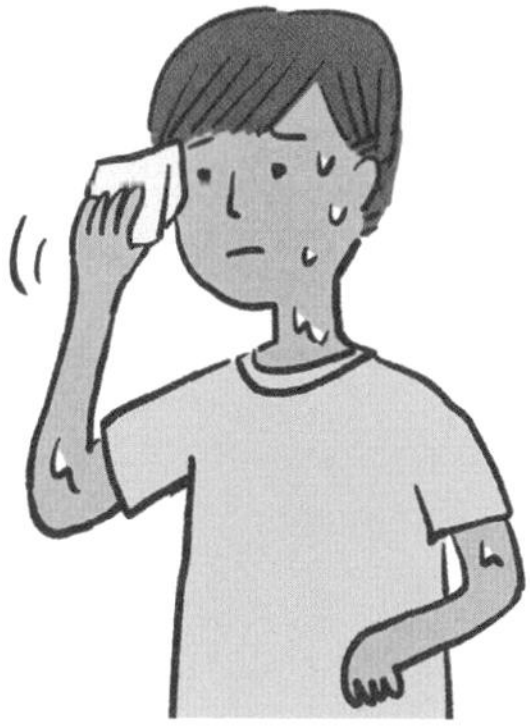

なんらかの原因で甲状腺ホルモンが血液中に漏れ出て、急激に甲状腺ホルモンが高くなる。橋本病がある人によく起こる

特発性粘液水腫

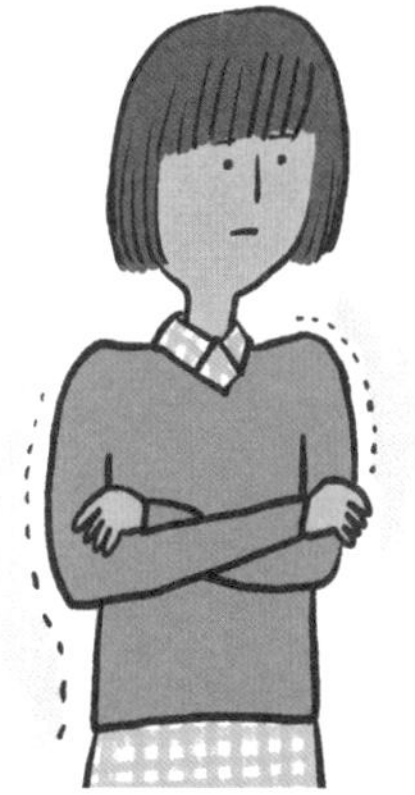

橋本病に関連がある。甲状腺が腫れていないのに、甲状腺ホルモンが著しく不足する

原発性甲状腺機能低下症

甲状腺に病変があって起こる

甲状腺機能低下症は、いくつかのタイプに分けられます。そのうちのひとつが、「原発性甲状腺機能低下症」です。「原発性」とは、病気を起こしている組織・器官そのものに原因があるという意味で、原発性甲状腺機能低下症は、甲状腺そのものに原因がある病気ということです。つまり、下垂体から甲状腺刺激ホルモン（ＴＳＨ）が分泌されていながらも、甲状腺機能の低下によって、甲状腺ホルモンの合成・分泌を行えなくなっている状態です。

この場合、甲状腺ホルモンの血中濃度の低下を感知した下垂体は、ＴＳＨの分泌を増やすようになります。しかし、それでも甲状腺ホルモンが分泌されないため、さらにＴＳＨが増えるといった状態に陥るようになります。

原発性甲状腺機能低下症の代表的な病気は、橋本病です。橋本病の一種である特発性粘液水腫（Ｐ104～105参照）も、原発性甲状腺機能低下症に含まれます。

また、甲状腺の全摘術や放射性ヨウ素内用療法（アイソトープ治療）、肝炎などの治療におけるインターフェロン製剤の服用が原因で、原発性甲状腺機能低下症を引き起こすことがあります。これは、医療行為が原因によるものとして、「医原性甲状腺機能低下症」と呼ばれることがあります。さらに、昆布やヨード卵、ヨウ素を含むうがい液などから、ヨウ素を過剰摂取したことが原因の場合もあります。

なお、原発性甲状腺機能低下症の治療は、甲状腺ホルモン薬の服用で行われます。多くの場合、甲状腺機能が失われた状態であるため、生涯にわたって甲状腺ホルモン薬を飲み続ける必要があります。

原発性甲状腺機能低下症とは

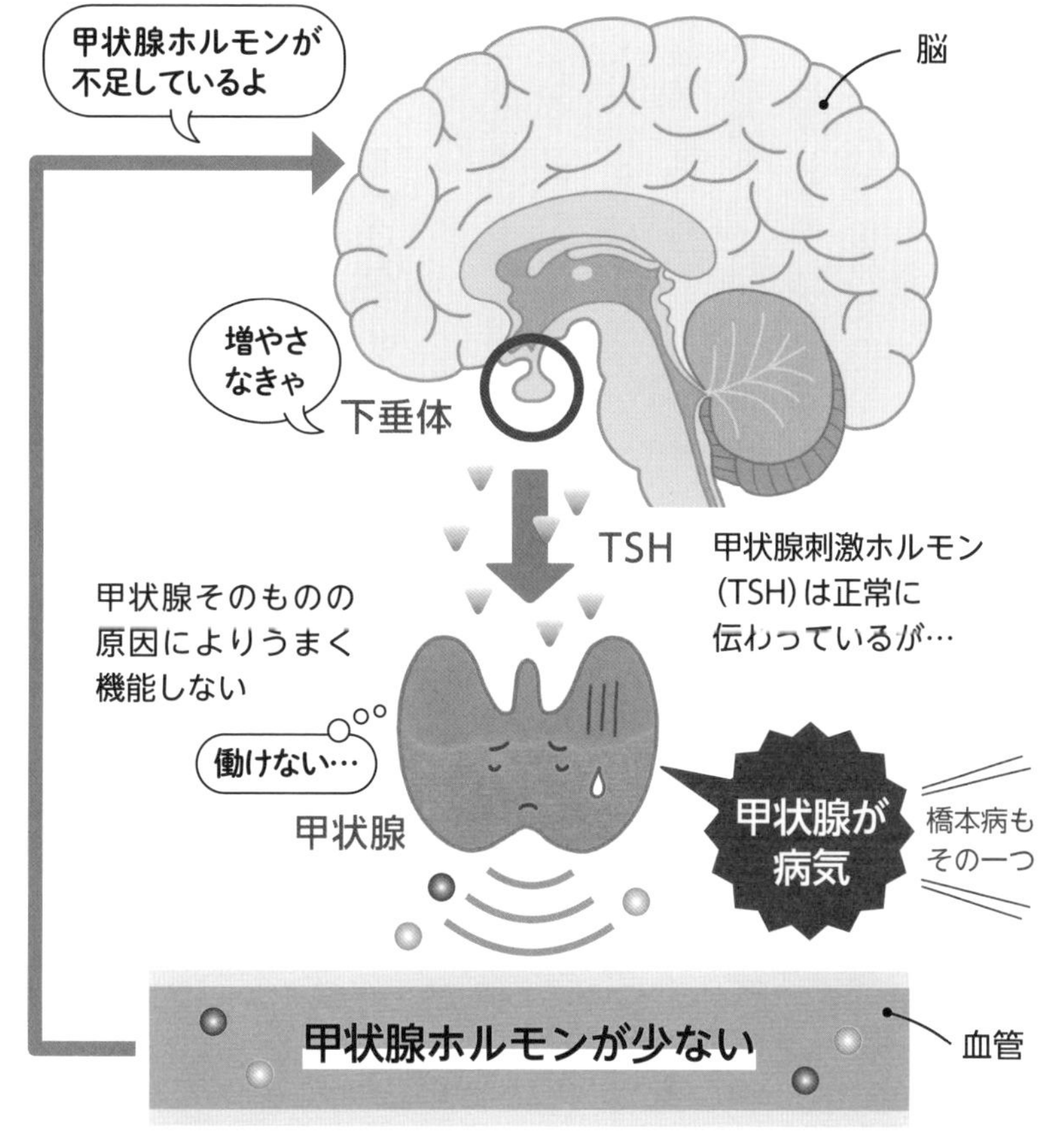
甲状腺ホルモンが
不足しているよ
脳
増やさ
なきゃ
下垂体
TSH
甲状腺刺激ホルモン
（TSH）は正常に
伝わっているが…
甲状腺そのものの
原因によりうまく
機能しない
働けない…
甲状腺
甲状腺が
病気
橋本病も
その一つ
甲状腺ホルモンが少ない
血管

甲状腺の病気が原因で起こる

- 橋本病
- 甲状腺の手術の影響
- バセドウ病の放射性ヨウ素内用療法（アイソトープ治療）の影響
- 特発性粘液水腫
- ヨウ素の過剰摂取

薬剤の使用が原因で起こる

- インターフェロン（抗ウイルス薬、抗悪性腫瘍薬）
- アミオダロン（抗不整脈薬）
- リチウム（気分安定薬）

中枢性甲状腺機能低下症

脳に病変があって起こる

甲状腺機能低下症のなかでも、甲状腺自体に原因がある原発性甲状腺機能低下症とは異なるタイプのものがあります。そのひとつが、「中枢性甲状腺機能低下症」です。

これは、甲状腺そのものに異常はないものの、甲状腺刺激ホルモン（ＴＳＨ）を分泌する下垂体に問題があるために、ＴＳＨが合成・分泌されないことで甲状腺機能低下症が起こるものです。

中枢性甲状腺機能低下症の代表例が、シーハン症候群です。女性が出産時に大量出血をした場合、下垂体で血液が不足し、壊死することで発症します。これにより、下垂体の機能が失われてＴＳＨが分泌されず、甲状腺ホルモンが合成・分泌されなくなり、甲状腺機能低下症に陥ります。

下垂体が機能しなくなると、ＴＳＨだけでなく、副腎皮質ホルモンや性腺刺激ホルモンも分泌されなくなり、それぞれのホルモンが作用すべき組織・器官の機能が低下します。そのため、体毛が抜けたり無月経になったりすることがあり、さらには血糖値の過剰な低下が起こり、意識を失うこともあるため、注意が必要です。

また、中枢性甲状腺機能低下症としては、下垂体に腫瘍ができる「下垂体腺腫」や、下垂体から分泌されるホルモンのうち、ＴＳＨの分泌だけが欠乏する「甲状腺刺激ホルモン（ＴＳＨ）単独欠損症」などがあります。

中枢性甲状腺機能低下症の多くは、下垂体に何らかの問題があることが多いですが、下垂体を刺激する甲状腺刺激ホルモン放出ホルモンが、視床下部から分泌されないことが原因で起こることもあります。

中枢性甲状腺機能低下症とは

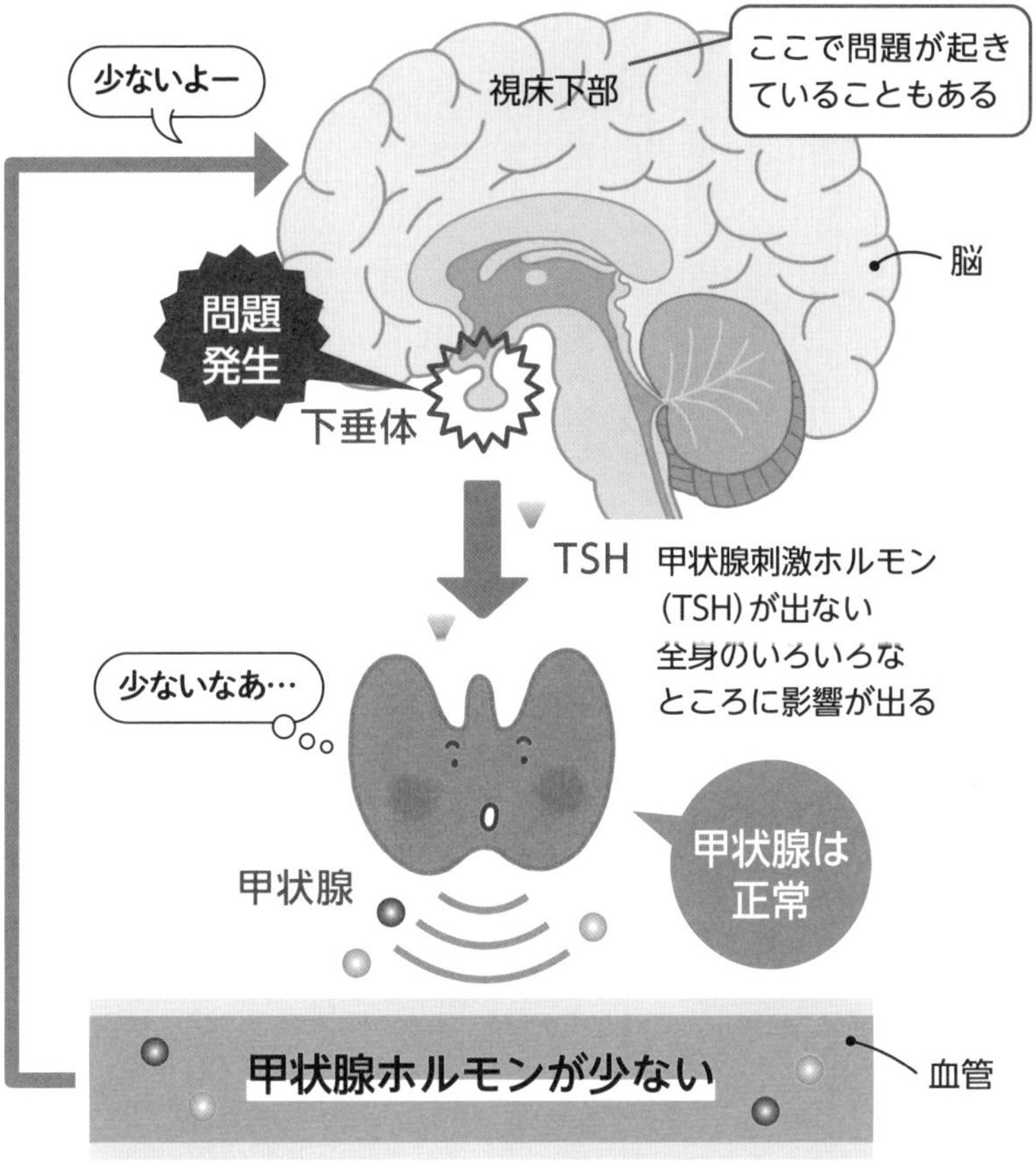

下垂体の病気が原因で起こる

- シーハン症候群
- 下垂体腺腫
- 頭蓋咽頭腫
- 下垂体の手術の影響

視床下部の病気が原因で起こる

- 視床下部腫瘍
- 浸潤性病変（サルコイドーシス、ランゲルハンス細胞組織球症）
- 放射線治療の影響

先天性甲状腺機能低下症（クレチン症）

先天的な甲状腺異常で起こる

甲状腺機能低下症には、先天的な甲状腺機能の異常が原因になっているものもあります。

その代表的な病気である「先天性甲状腺機能低下症（クレチン症）」は、生まれつき甲状腺機能が弱く、甲状腺ホルモンの不足が起こる病気で、3000〜5000人に1人の割合で発症します。

原因は、胎児の段階で甲状腺がない、もしくは小さいことや、甲状腺が別の場所にあること、甲状腺ホルモンの合成に問題があること、脳の下垂体や視床下部に問題があることなど、多岐にわたります。

症状もさまざまで、生涯にわたって治療が必要なもの（永続性）から、甲状腺ホルモンの不足が一時的である場合（一過性）もあります。

先天的に甲状腺ホルモンが不足している赤ちゃんは、身体の成長や知能の発達に問題が生じます。しかし現在は、生後5〜7日目の新生児に、甲状腺刺激ホルモン（TSH）を測定する「新生児マス・スクリーニング」が行われているため、早期発見ができるようになりました。なお、先天性甲状腺機能低下症であったとしても、生後3ヵ月以内に甲状腺ホルモン薬の治療を開始すれば、成長や発達に問題がないとされています。ホルモン薬の量は成長に合わせて調節され、先天性甲状腺機能低下症が一過性である場合には、服薬を中止することもあります。

また、先天的に甲状腺ホルモンに対する反応が悪く、それを補おうと、過剰に甲状腺ホルモンが合成・分泌される「甲状腺ホルモン不応症」という病気があります。これは、甲状腺ホルモンを受け止め、作用する甲状腺ホルモン受容体の異常が原因とされ、日本では難病に指定されています。

先天性甲状腺機能低下症（クレチン症）の早期発見

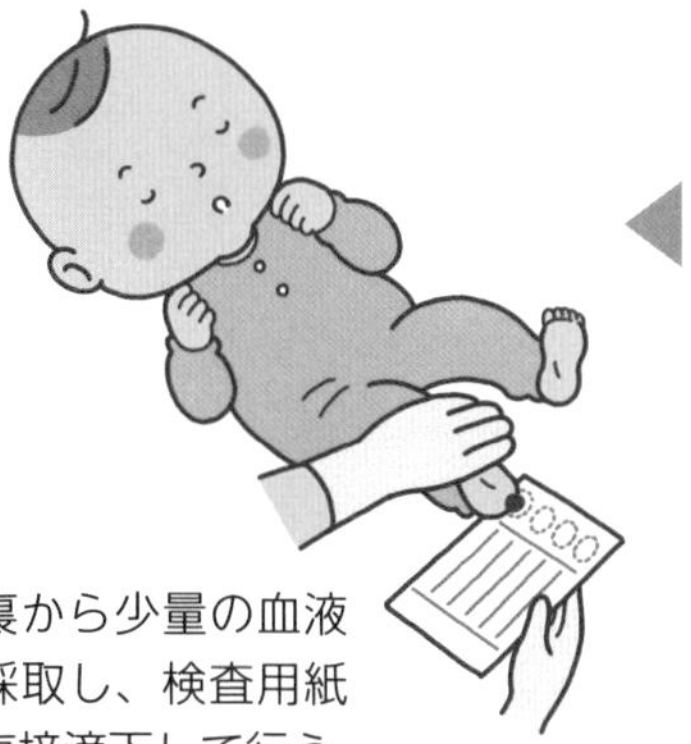
新生児マス・スクリーニング
検査で見つかる
生後5〜7日に採血し、先天性代謝
異常などを早期に発見する検査
足裏から少量の血液
を採取し、検査用紙
に直接滴下して行う

クレチン症の治療

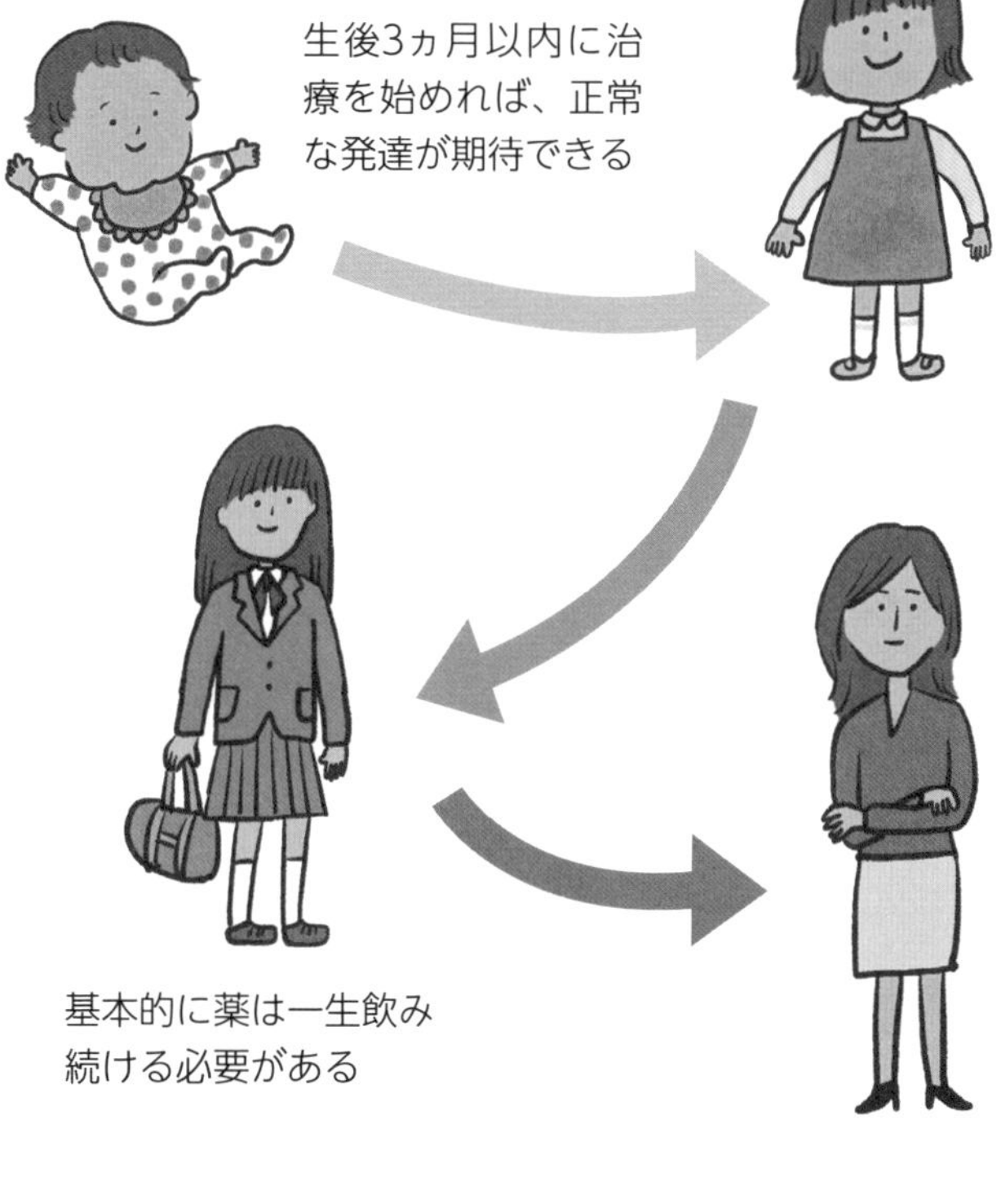

療を始めれば、正常
な発達が期待できる

薬の用量を調節

基本的に薬は一生飲み
続ける必要がある

Column

高額療養費制度を利用する

甲状腺の治療では、医療費の負担が高額になるときがあります。しかし、支払い後に、加入している医療保険（国保・国保組合・協会けんぽ・健保組合など）の窓口に申請すると、同一の医療機関で1ヵ月（1日〜月末）に支払う医療費のなかで、自己負担額の上限（自己負担限度額）を超えた額が払い戻されます。これが「高額療養費制度」です。

さらに、マイナ保険証（健康保険証利用登録を行ったマイナンバーカード）か、または医療保険の窓口で発行してもらえる「限度額適用認定証」を医療機関に提出すると、医療機関の窓口での1ヵ月（1日〜月末）の支払いそのものが、最初から自己負担限度額までになります。

なお、この「自己負担限度額」は、70歳以上の人と69歳以下の人では基準が異なります。そして年収ごとに自己負担限度額が区分されており、収入が少ないほど負担が軽減されるようになっています。

また、同一の医療機関で受けた治療でも、入院治療と外来治療、医科と歯科は分けて計算し、それぞれで自己負担限度額までの支払いとなります。医療機関で交付された処方箋を使い、院外の薬局で処方薬を受け取る場合は、処方箋を出した医療機関の自己負担限度額に合算されます。

高額療養費制度のくわしい仕組みについては、加入している医療保険の窓口に問い合わせて、確認してみましょう。

第 5 章

甲状腺の腫瘍

「甲状腺に腫瘍がある」といわれると、心配になることでしょう。しかし甲状腺の腫瘍は、ほとんどが良性で、悪性でも進行が遅いなど、心配のない場合が多くあります。適切な治療のための基礎知識を紹介します。

甲状腺にできる腫瘍とは

「びまん性」と「結節性」

何らかの原因で、甲状腺が腫れて大きくなっている状態を「甲状腺腫」といいます。甲状腺腫には、甲状腺そのものが大きくなる「びまん性甲状腺腫」と、甲状腺の一部が硬く大きくなる「結節性甲状腺腫」があります。

びまん性甲状腺腫は、バセドウ病や橋本病などの甲状腺の病気が原因のこともあれば、検査（血液検査や超音波検査など）では何の異常もないにもかかわらず、腫れていることもあります。後者の場合には、「単純性びまん性甲状腺腫」と診断されます。

一方で結節性甲状腺腫では、甲状腺の全体ではなく、一部の細胞が過剰に増殖し、かたまりとなっている状態です。このかたまりを、医学的には「腫瘍」、一般的には「結節」または「腫瘤《しゅりゅう》」といいます。かたまりは、大きくなってくると、外側から触ったときに「しこり」としてわかるようになります。

結節性甲状腺腫では、しこり以外の症状がないことがほとんどです。そのため、健康診断や、ほかの病気の治療で受けた超音波検査で、甲状腺のしこりが見つかることも少なくありません。これは、超音波検査による、画像診断の精度が高くなったためといわれています。

また、家族や周りの人に、しこりを指摘されたことが受診のきっかけとなった人もいます。腫瘍の大きさやできる位置によって、首の違和感・圧迫感や声のかすれ（嗄声）が現れ、自覚症状により受診をする人もいます。

どのようなきっかけであれ、甲状腺のしこりが見つかった場合には、甲状腺の専門医を受診し、しこりの性質や状態を確認するようにしましょう。

甲状腺にできる腫瘍

甲状腺の腫れには大きく分けて **2種類** あります。

びまん性甲状腺腫

単純性びまん性甲状腺腫ともいう。甲状腺全体が腫れる。
バセドウ病や橋本病などが原因で起こる。

結節性甲状腺腫

良性と悪性があるが、約90%が良性。悪性の場合も、進行が遅く、治療しやすいことが多い。

良性
- 濾胞腺腫（しこりが1つ）
- 腺腫様甲状腺腫（しこりが複数）
- 嚢胞（液体が入った袋状のしこり）

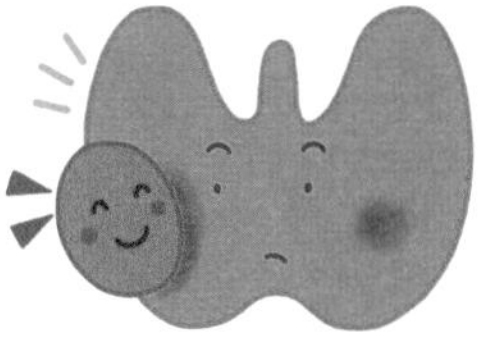

悪性（甲状腺がん）
- 進行が遅いタイプ
- 進行がはやい（未分化がん）

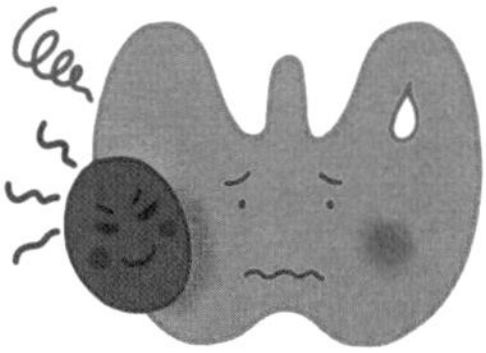

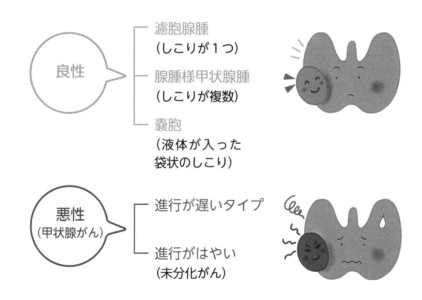

結節性甲状腺腫

自覚症状がないことが多い

結節性甲状腺腫は、甲状腺にできた「しこり」ですが、痛みや全身症状がないため、なかなか気づかないことが多いものです。超音波検査でしこりが見つかり「要精密検査」と診断されることもあります。

結節性甲状腺腫は良性と悪性（がん）に分けられますが、約90％が良性のものです。また、良性の腫瘍には「濾胞腺腫」「腺腫様甲状腺腫」「嚢胞」の3タイプがあり、いずれの場合も甲状腺機能に影響しないため、自覚症状はほとんどありません。

「濾胞腺腫」は、甲状腺を構成する濾胞細胞の一部が増殖し、腫瘍になったものです。基本的にしこりは1つだけで、ゆっくりと大きくなるのが特徴です。

濾胞腺腫は、悪性の「濾胞がん」との見分けが難しいことがあります。手術をしないと良性と悪性の判別ができないため、たとえ良性であっても、腫瘍の形がいびつで、大きめのものについては、手術を勧められることがあります。

「腺腫様甲状腺腫」は、結節性甲状腺腫のなかではもっとも頻度の高いものです。細胞が自ら増える濾胞腺腫とは異なり、ほかからの刺激に反応し、細胞が腫瘍のように増えてしまった「過形成」というものです。

腺腫様甲状腺腫では、多くの場合は2つ以上のしこりができ、1つだけの場合は、「腺腫様結節」と呼ばれます。また、濾胞腺腫の場合、しこりの内部は肉で満たされていますが、腺腫様甲状腺腫では石灰化していたり、液体が溜まっていたりします。

「嚢胞」は、甲状腺の中に、液体（細胞液）の溜まった袋ができたものです。痛みがなく、治療の必要がないことがほとんどです。

良性の結節性甲状腺腫のタイプ

良性のタイプは3つ。痛みなどもなく日常生活に影響が出ることがないので、気づかないこともあります。

① 濾胞腺腫

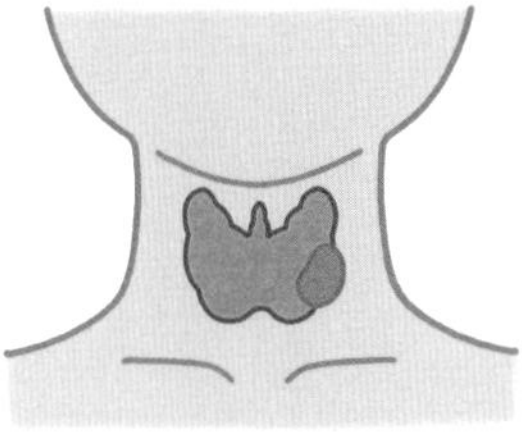

片側に1つだけしこりができる。大きさはさまざまで、小さなものから首が太くなるほどのものまである

② 腺腫様甲状腺腫

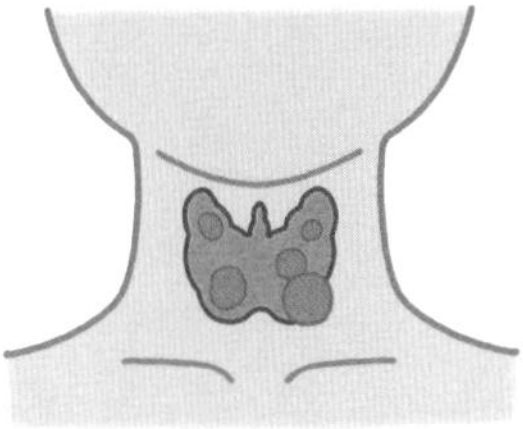

2つ以上のしこりができる。良性の甲状腺腫の60%はこのタイプ

③ 嚢胞

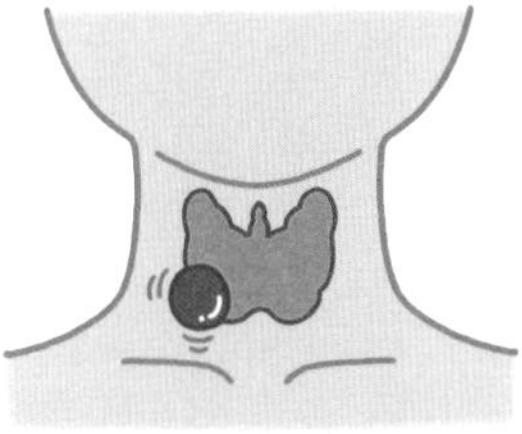

しこりのなかに黄色や茶色の液体がたまった袋ができ、見た目はゴムまりのようになる。

良性か悪性かを診断

甲状腺に腫瘍が見つかった場合には、良性か悪性かを見極めるための検査が必要になります。

甲状腺は皮膚のすぐ下にあるため、腫瘍がある程度大きくなると、触診をすることでおおよその診断ができることがあります。

一般的に、良性の場合は腫瘍の表面がツルツルしていてやわらかく、押すと動くのが特徴とされています。一方で悪性の場合には、表面がでこぼこしていて硬く、指で押しても動きにくいとされていますが、なかには判別しにくいものもあります。

甲状腺腫瘍の検査で、もっとも重要なのが超音波検査（P40参照）です。近年、超音波検査の精度が上がったことから、ごく小さな腫瘍でも発見でき、腫瘍の形や内部の様子まで正確に確認できるようになりました。

超音波検査の画像では、良性の場合は周囲との境目がはっきりし、形が整っているのが特徴で、悪性の場合には、形がでこぼこで、周囲との境目がわかりにくいという特徴があります。

超音波検査で悪性が疑われた場合や、診断できなかった場合には、穿刺吸引細胞診（P44参照）を行います。しこりに細い注射針を刺して腫瘍の細胞の一部を吸い取り、それを病理医が顕微鏡による検査を行ったうえで、良性か悪性かを診断します。

甲状腺腫瘍の良性・悪性を見極めるための検査としては、細胞診はもっとも診断率が優れたものですが、良性の濾胞腺腫と悪性の濾胞がんの2つを区別することはできません。そのため、超音波検査や血液検査、年齢などの情報を総合して、良性・悪性を診断することがあります。

腫瘍が悪性だった場合には、まわりの組織（首のリンパ節など）や、離れた組織や器官に転移がないかを調べる必要があるため、CT検査やMRI検査（P46参照）を行うことがあります。

腫瘍が良性か悪性かを調べる

さまざまな方法で、良性か悪性かを見極めます。

医師による触診

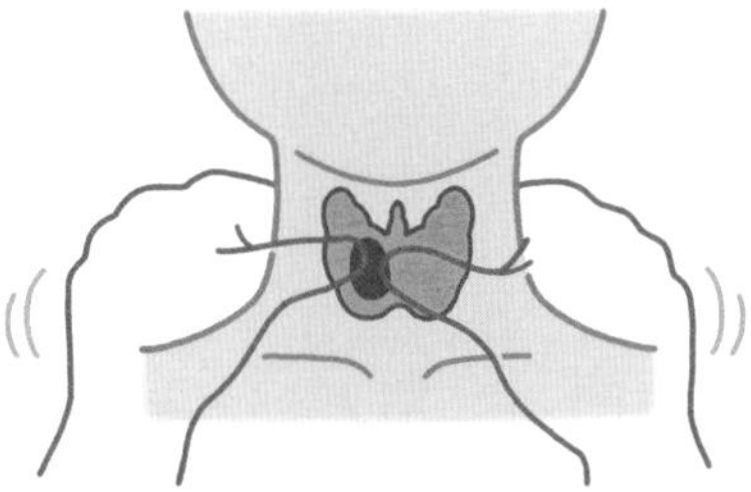
良性のとき
表面がなめらかで、触ると動く
悪性のとき
触っても動かない。ゴツゴツしている

エコー検査

良性のとき
結節の境目がはっきりわかる

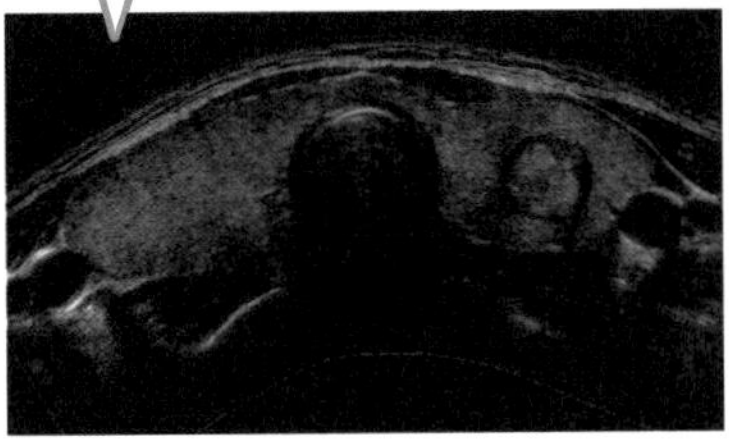

悪性のとき
境目がギザギザでわかりにくい

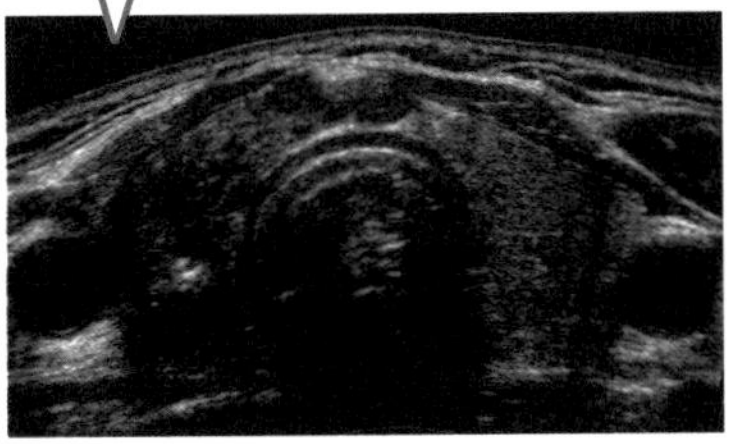

穿刺吸引細胞診

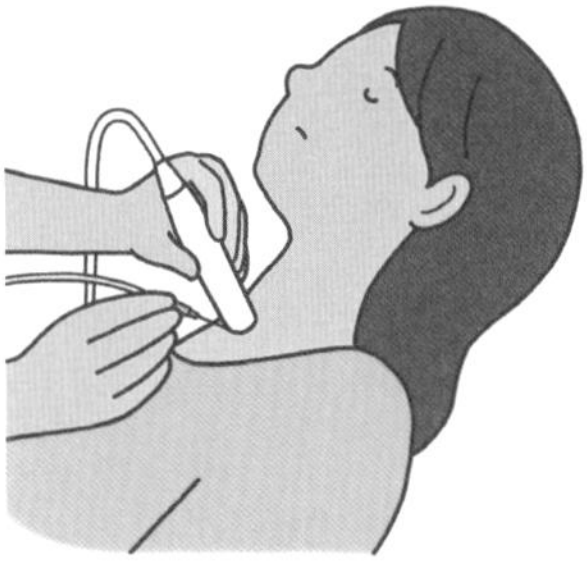

エコーで腫瘍の位置を確認しながら、細胞を採取して顕微鏡で調べる

甲状腺良性腫瘍の治療

治療法は2つ。治療をしない場合も受診による経過観察を

甲状腺腫瘍が良性であると確認された場合には、治療を必要とせず、その後は経過観察を行うという場合がほとんどです。

腫瘍が周囲の組織を圧迫するほど大きくなく、外から見ても目立たないようであれば、健康を害することはありません。良性であることが確実なら、離れたところに転移する心配もありません。そのため、腫瘍をもったままで一生を過ごす人もいるほどです。

しかし、良性と診断されても、悪性ではないと言い切れない場合や悪性の腫瘍がまぎれている可能性がある場合、良性であっても治療が必要になってくる場合もあるため、必ず定期的な受診による経過観察が必要です。半年から1年の間に1回は受診し、甲状腺機能の検査や超音波検査などを受け、腫瘍の大きさや形に変化がないかを確認しましょう。

また、良性の甲状腺腫瘍で治療が必要になった場合には、手術、エタノール注入療法（PEIT）、吸引療法の3つの治療法のうち、腫瘍のタイプに合うものが用いられます。

良性腫瘍が嚢胞の場合、中に溜まった液体を吸い出す「吸引療法」が行われます。液体を吸い出すので、嚢胞は小さくなり、ときには消えてしまうこともあります。

吸引しても再び液体が溜まってしまう、のように再発を繰り返す場合には「エタノール注入療法」が行われます。それでも効果がないときは、手術をするのも一つの方法です。手術は腫瘍が大きくなり、日常生活に支障をきたす場合にも検討されます。

甲状腺良性腫瘍の治療

腫瘍が大きい場合、悪性の疑いが否定できない場合に治療をします。腫瘍が小さく、日常生活に影響がない場合はとくに治療をしないことも多いです。

① 吸引療法

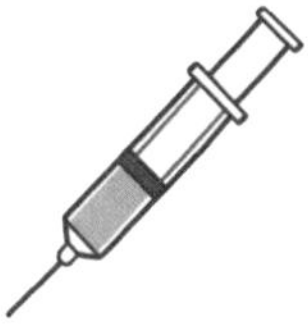

結節性甲状腺腫で、嚢胞が大きい人。エコーで確認しながらしこりに針を刺して内溶液を吸い出す

② エタノール注入療法（PEIT）

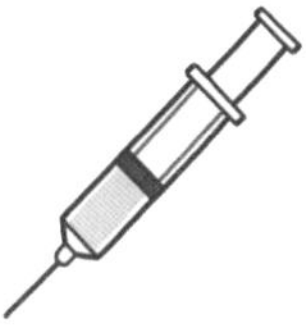

内溶液を吸引しても嚢胞が何度もできる人やプランマー病の人。エタノールを注入して、しこりを壊死させる

③ 手術

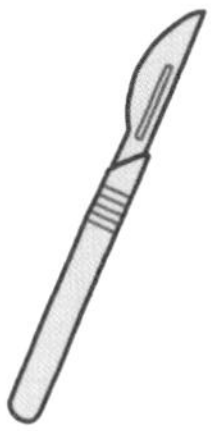

腫瘍が大きかったり、薬物療法や吸引療法で効果が出ない人

吸引療法・エタノール注入療法

結節性甲状腺腫のひとつである嚢胞は、袋の中に液体（細胞液）が溜まった腫瘍です。手で触ってもわからないほどに小さく、悪性ではないと診断できる場合には、自然と小さくなることもあるため、そのまま経過観察を行うだけにとどめます。

しかし、ある程度大きくなった場合には、超音波（エコー）の画像で嚢胞の位置を確認しながら、注射器の針を刺して液体を吸い出す「吸引療法」が行われることがあります。これにより、腫瘍を小さくさせることはもちろん、ときには腫瘍を消失させることもできます。

小さくなった場合、その状態を保てるようであれば、経過観察になります。しかし、再び液体が溜まって大きくなるようであれば、「エタノール注入療法（PEIT）」を行います。もともと肝臓がんの治療に用いられていた方法で、アルコールの一種であるエタノールを嚢胞に注入する治療法です。

エタノールには、細胞を構成するたんぱく質をすばやく凝固させる作用があるため、注入された部分だけが脱水して固まります。それにより、組織を壊死させたり、血管から腫瘍に栄養が運ばれるのを防いだりして、腫瘍を小さくします。

この治療を行う場合は、まずは穿刺吸引細胞診（P44参照）で悪性ではないことを確認します。その後、吸引療法で袋の中の液体を吸い取り、嚢胞を小さくしてからエタノールを注入します。一度に数ヵ所の嚢胞に注入することや、繰り返し注入することも可能です。

エタノール注入療法は、再発を繰り返す場合に治療効果が高いのが特徴です。手術とは違って傷跡も残らず、通院で治療できるといったメリットもあります。しかし、高度な技術が必要であるため、行える病院に限りがあり、一時的に声が枯れたり、出血するといったデメリットもあります。

エタノール注入療法（PEIT）

手術痕が残らず、体に負担がかからないが、高度な技術が必要なので、実施できる病院は限られます。

① 吸引する

超音波（エコー）画像でしこりを確認しながら内容液を吸引して、嚢胞を小さくする

超音波検査

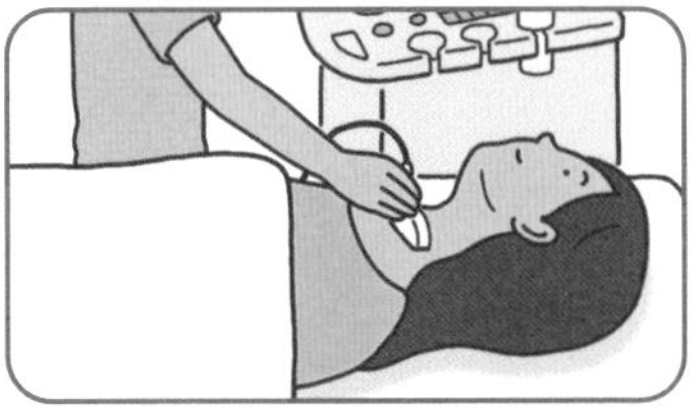

② エタノールを注入する

高純度のエタノールをしこりに注入する

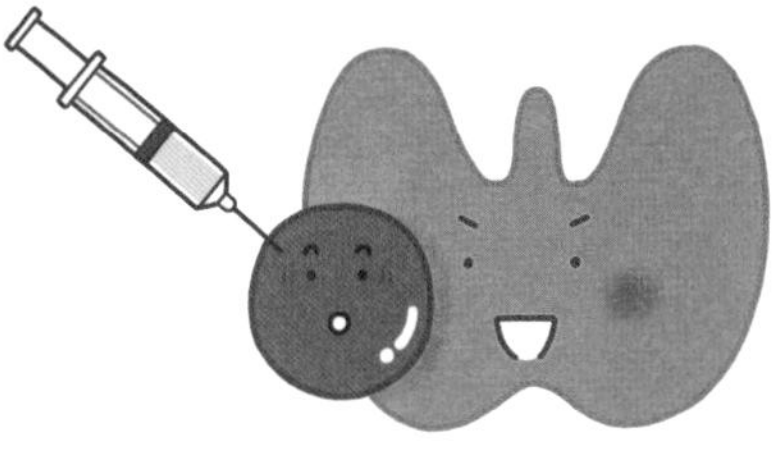

③ 患部の組織が破壊される

エタノールの作用で患部が脱水、血流障害を起こし、組織が壊死するので、内容液が溜まらなくなる

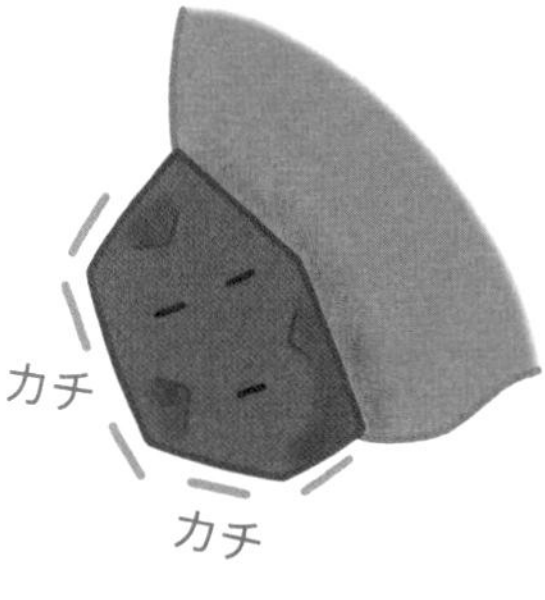

手術

良性の腫瘍でも手術が検討されることがあります。

まず、腫瘍の直径が3～4㎝を超えてしまうと、目立って気になったり、ときにはシャツのえりのボタンが留められなくなるなど、生活に支障を来すことがあります。そうした場合は、手術が勧められます。また、大きくなった腫瘍が、まわりの組織を圧迫し、気管や食道などの器官に影響を及ぼす場合にも、手術を検討する必要があります。

さらには、腫瘍が垂れ下がって胸部にまで及ぶ「縦隔内《じゅうかくない》甲状腺腫」になった場合にも、手術が必要になります。「縦隔」とは、左右の肺の間にある空間のことで、心臓や大血管、食道、気管などの重要な器官が存在します。この縦隔に腫瘍が存在するものが縦隔内甲状腺腫で、比較的まれな病気です。

手術は本来、その部分の治療として行うものではありますが、甲状腺腫瘍では、悪性腫瘍との判別がつきにくい場合に、診断を目的として手術を行うことがあります。とくに腺腫様甲状腺腫と濾胞腺腫は、濾胞がんと判別しにくく、手術で切除した腫瘍を病理医が調べてみないと診断できないのです。

また、腫瘍が自ら甲状腺ホルモンを分泌する機能性結節（プランマー病・P78参照）の場合には、腫瘍を取り除かなければ、甲状腺機能亢進症の症状が現れ続けるため、手術する必要があります。

手術では通常、腫瘍とともに腫瘍のある側の甲状腺を切除します。この場合、手術後に甲状腺機能が低下することもあります。その場合には、甲状腺ホルモン薬で不足分のホルモンを補う必要があります。

甲状腺腫瘍が右葉・左葉の両方にある場合には、甲状腺を全摘します。この場合には、甲状腺ホルモン薬を生涯服用することになります。

手術を検討する良性の甲状腺腫瘍

良性でも、以下の場合は手術をすることがあります。

腫瘍が大きい

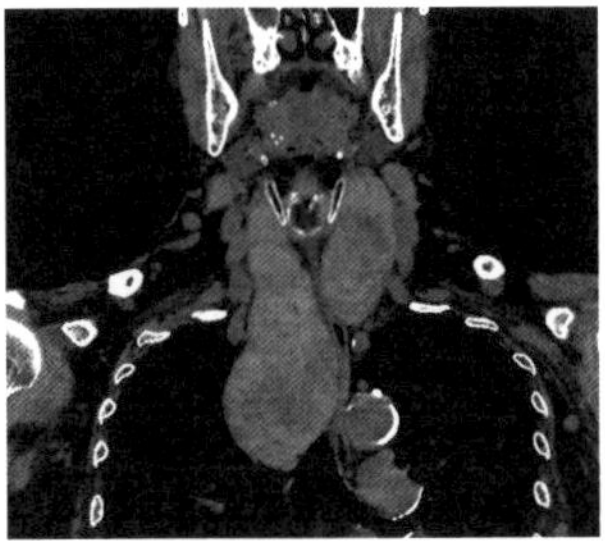

生活に支障をきたすほど腫瘍が大きくなった場合。心臓や大血管、食道、気管などがある縦隔にまで腫瘍が大きくなる「縦隔内甲状腺腫」のことも

悪性腫瘍との判断がつきにくい

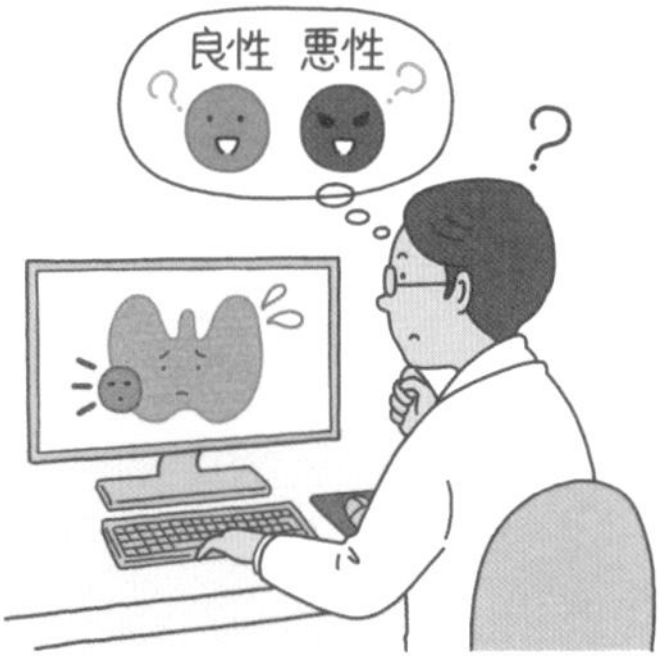

エコーなどでも良性か悪性かを見極めるのが難しい場合

機能性結節（プランマー病）

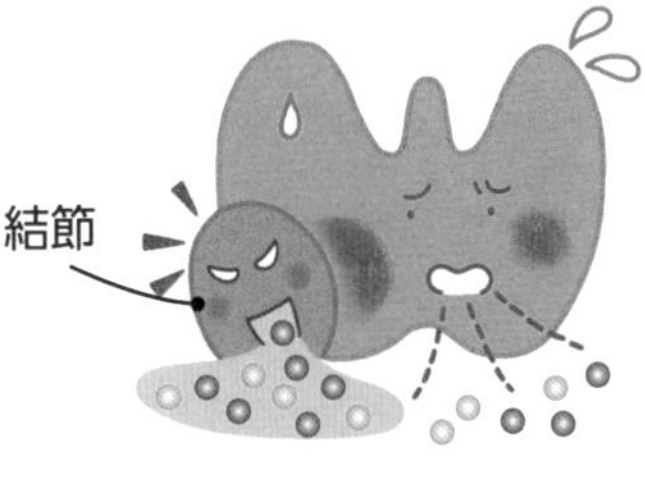

エタノール注入療法でも効果がないほど嚢胞が大きい場合や、腫瘍が独自にホルモンを作ったりする場合

甲状腺がんの種類と特徴

甲状腺がんの5つの種類

甲状腺にできる悪性腫瘍、つまり甲状腺がんは、一般的に性質がおとなしいことが知られています。また、ほかの甲状腺の病気と同様に女性がなりやすいとされ、男女比は1対3です。若年者から高齢者まで各年齢にみられますが、がんの種類により発症しやすい年齢は異なります。

甲状腺がんには5つの組織型（乳頭《にゅうとう》がん、濾胞がん、髄様《ずいよう》がん、低分化がん、未分化がん）があります。

日本人の甲状腺がんの約90％は乳頭がんです。がん細胞が集まり、乳頭（乳首）のような形をつくることから、この名で呼ばれます。しこり以外の症状はほとんどありません。しこりが大きくなってくると、違和感や痛み、飲み込みにくさや声のかすれなどがあらわれることがあります。進行がゆっくりで生存率が高く、10年生存率は90％以上で、再発も少ないきわめてよく治るがん、といってよいでしょう。転移も少なく、首のリンパ節に転移することはありますが、肺や骨などの離れた組織・器官に転移することはあまりありません。

濾胞がんは、甲状腺を構成する濾胞細胞から発生します。痛みはなく、甲状腺のしこりが症状としてあらわれることがあります。大半がゆっくりと進行し、10年生存率は約85％と、比較的予後が良好です。乳頭がんとは異なり、首のリンパ節への転移は少ないものの、肺や骨に転移することがあります。

髄様がんは、甲状腺がん全体の約1〜2％程度のまれなタイプです。甲状腺にある、カルシウム濃度を下げるカルシトニンというホルモンを分泌する「傍濾胞細胞（C細胞）」ががん化したものです。乳

甲状腺がんには5つの種類がある

甲状腺がんはすべてのがんの約１％程度です。乳頭がんがもっとも多く、約90%を占めます。次いで濾胞がんが4.8%、その他のがんは２％未満です。

乳頭がん

濾胞細胞にできるがん。リンパ節に転移しやすい

濾胞がん

濾胞細胞にできるがん。甲状腺から離れた臓器に転移しやすい

髄様がん

傍濾胞細胞ががん化したもの。遺伝性のものとそうでないものがある

低分化がん

乳頭がん・濾胞がんと未分化がんの中間的ながん

未分化がん

進行がはやいがんで甲状腺がんの約1%。高齢者に多い

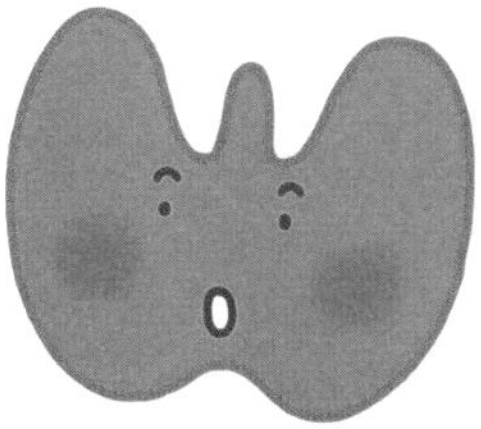

頭がんや濾胞がんよりは進行が速く、10年生存率は約75%です。また、髄様がんのうち3分の1が遺伝によるものとされています。

低分化がんは、まれなタイプで、甲状腺がん全体の約1〜2%程度です。乳頭がんや濾胞がんなどの、おとなしいタイプである「分化がん」と、悪性度の高い「未分化がん」との中間の性質をもっています。進行がはやく、分化がんよりも離れた組織・器官に転移しやすいのが特徴です。分化がんを併発したり、未分化がんへと移行したりすることもあります。

未分化がんは、甲状腺がん全体の1%ほどとまれなタイプですが、進行がとてもはやく、悪性度が非常に高いがんです。離れた組織・器官にも転移しやすく、1年生存率は20%以下とされています。乳頭がんや濾胞がんがゆっくりと未分化がんに変化すると考えられており、高齢者に多いのが特徴です。

甲状腺がんは危険度が低い

甲状腺がんが見つかると、ショックを受け、不安になることもあるかもしれません。しかし、甲状腺がんの大半は危険度が低く、おだやかな性質のものです。甲状腺がん全体の5年相対生存率は、男性で91・3%、女性で95・8%と、非常に高いのです。

甲状腺がんでは年齢によって違いがあり、おだやかな性質の分化がん（乳頭がん、濾胞がん）は、30〜60代の幅広い年齢層にみられますが、悪性度が高い未分化がんは、60〜70代の高齢者で多く発症します。高齢者のほうが悪性度の高いがんであることが多いといえます。本来はおだやかな性質で、治療後の経過も良好な乳頭がんも、高齢者の患者さんでは、予後がすぐれないことが多いです。

ただし、甲状腺がんの大部分は、手術だけで完治することが多いため、正しい治療を受ければ、必要以上に不安を感じる必要はありません。

甲状腺がんの特徴

- 進行が遅いがんがほとんど
- 適切な治療で完治することが多い
- 高齢者に多いのは未分化がん
- 若年層に多いのは乳頭がんと濾胞がん
- 女性と男性の比率は3：1
- 突然進行がはやくなることがある
- 妊娠、出産、授乳には問題がない

とても高い！

甲状腺がん5年相対生存率

男性 91.3％

女性 95.8％

出典：「国立がん研究センターがん情報サービス」がん種別統計情報 甲状腺 5年相対生存率（2009~2011）

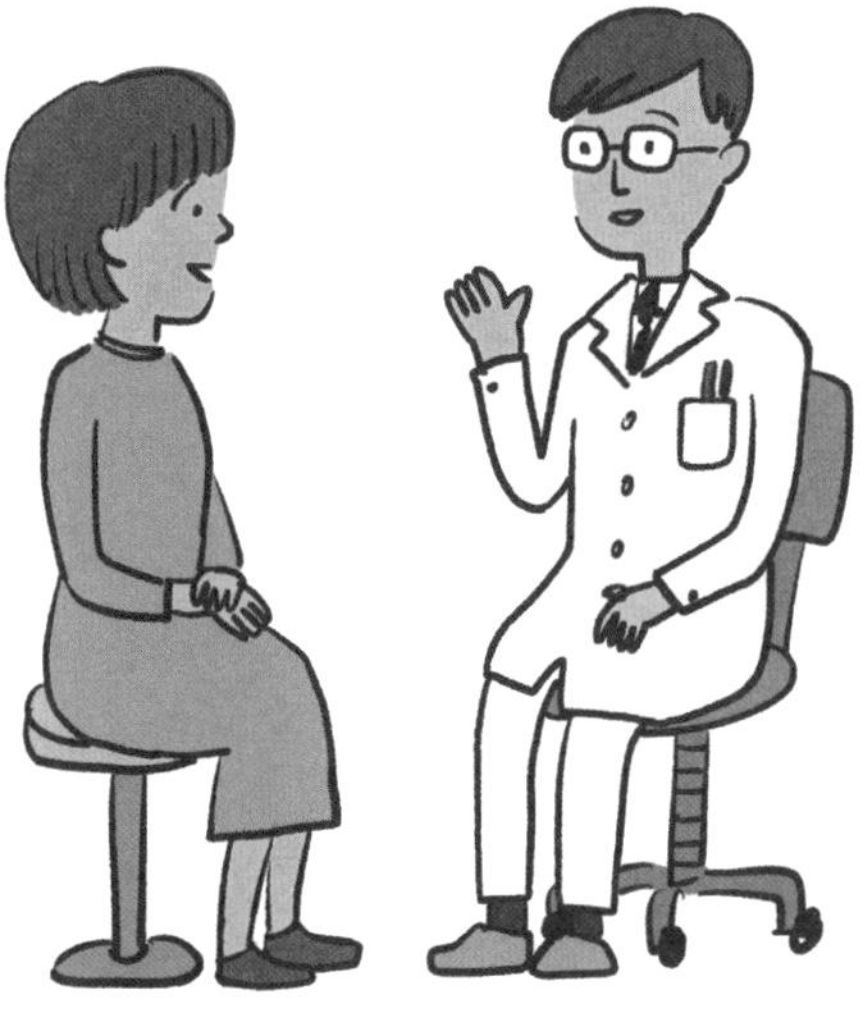
早期発見！
診察をきちんと
受けよう！
適切な治療！

甲状腺がんの治療

手術

甲状腺がんの治療方法は、ステージ（病期）や組織型に合った標準治療のなかから、本人の希望や年齢、体の状態などを考慮に入れて、患者さんと医師が話し合って決めます。

甲状腺がんでは、手術が治療の基本です。とくに乳頭がんや濾胞がん、髄様がん、低分化がんでは、手術による治療が第一の選択になります。

手術で切除する甲状腺の範囲は、がんの病変の大きさや位置、リンパ節への転移の有無などによって決まります。がん組織が右葉か左葉のどちらかだけにあるのであれば、病変のある側と中央の峡部《きょうぶ》を切除する「葉峡部切除」を行います。

がん病変が大きかったり、左右に広がっていたりする場合には、甲状腺をすべて切除する「全摘」を行います。バセドウ病や橋本病などの甲状腺の病気を併発している場合は、全摘が選択されます。

まわりのリンパ節に転移している場合には、リンパ節を切除する「頸部《けいぶ》リンパ節郭清《せつかくせい》」も行います。また、転移をしていなくても、乳頭がんや髄様がんのように、首のリンパ節への転移が起こりやすいがんの場合には、転移を防ぐ意味で頸部リンパ節郭清が行われることがあります。

なお、甲状腺がんの大部分はゆっくりと進行するため、リンパ節に転移していたとしても、頸部リンパ節郭清で取り切れます。

甲状腺を全摘すると、甲状腺が失われた状態になるため、術後には甲状腺ホルモン薬の服用を生涯続ける必要があります。また、片葉切除の患者さんにも、甲状腺機能の低下が起こることがあり、その場合にも甲状腺ホルモン薬の服用が必要になります。

甲状腺がんの手術

甲状腺がんは、基本的には手術によって腫瘍を摘出します。転移の可能性があるリンパ節の摘出を同時に行うこともあります。

がんがある場所や大きさなどによって決まる

① 葉峡部切除

がんが左右のどちらか片方にある場合、がんがある側の葉部と峡部を切除する

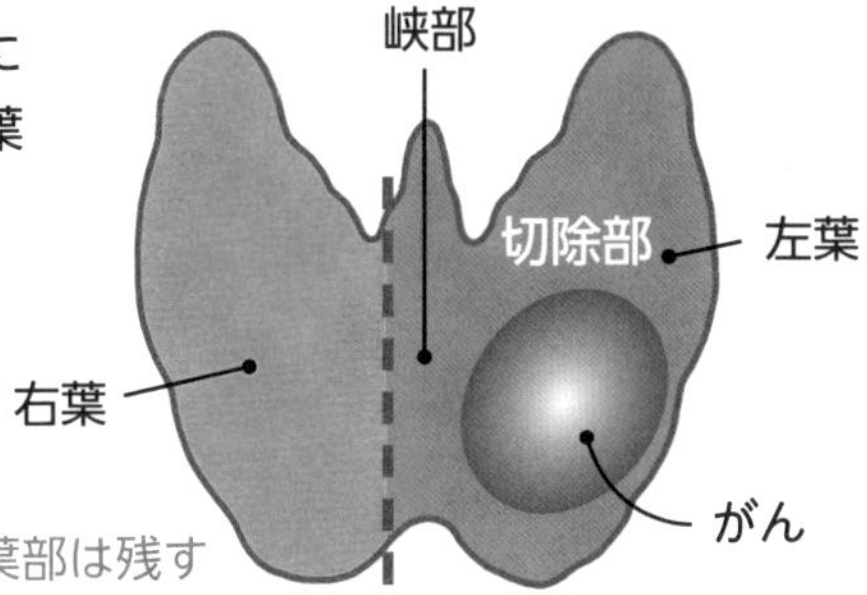

がんのない側の葉部は残す

② 全摘

がんが全体に広がっている、再発が懸念されるケースで採用。甲状腺を全部摘出しても、ホルモン薬を飲めば問題ない

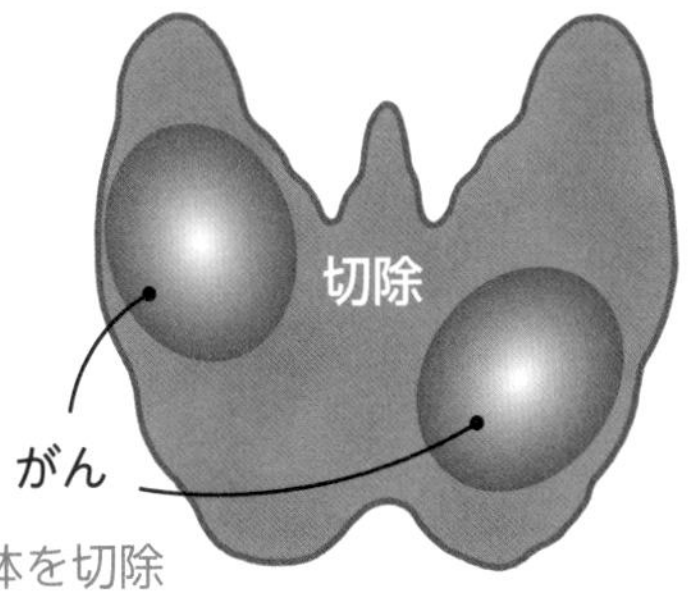

甲状腺全体を切除

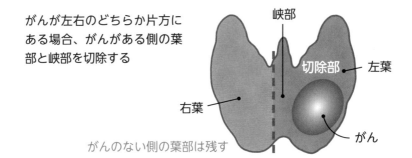

放射性ヨウ素内用療法（アイソトープ治療）

甲状腺がんのなかでも、乳頭がんや濾胞がん、低分化がんのがん細胞は、甲状腺の正常な細胞と同じようにヨウ素を取り込んでいます。また、転移したがん細胞も、同様の性質をもっていることがあります。この性質を活かし、放射性ヨウ素を使った「アイソトープ治療」を行います。

治療の仕組みは、バセドウ病のアイソトープ治療（P68参照）と同じです。放射性ヨウ素のカプセルを服用し、再発または転移したがん細胞を破壊します。ただし、甲状腺が残っていると、ヨウ素はすべて甲状腺に取り込まれてしまうため、手術で甲状腺をすべて切除したうえで行うのが原則です。

アイソトープ治療が適応するのは、がんの再発・転移がある場合や、その可能性が高い場合です。

たとえば、甲状腺を全摘したあとにも、わずかながら甲状腺の組織（甲状腺床）が体に残っていることがあります。それを破壊して再発を防ぐ「アブレーション療法」に、アイソトープ治療が用いられます。また、超音波検査などの画像検査では確認できないものの、顕微鏡レベルで残っている可能性のあるがん細胞を破壊し、再発を防止する「補助療法」としても、アイソトープ治療は行われます。

がんが甲状腺の被膜を破っていたり、リンパ節転移の数が多かったりすると、転移する可能性が高いものとして、アイソトープ治療が用いられます。また、低分化がんと診断された場合にも、補助的にアイソトープ治療を行うことがあります。

いずれの場合でも、専用の設備のある医療機関でなければ、アイソトープ治療を受けることはできません。なお、アブレーション治療であれば、家族に妊婦や子どもがいないなど、条件が合えば通院での治療が可能です。しかし、再発・転移のための治療の場合は、大量の放射性ヨウ素を用いるため、専用の設備のある医療機関で入院治療が必要です。

甲状腺がんのアイソトープ治療とは

がんの再発・転移がある場合やその可能性がある場合に、アイソトープ治療を行います。

放射性ヨウ素を摂取

↓

がんに放射性ヨウ素が集まる

↓

がん細胞を破壊

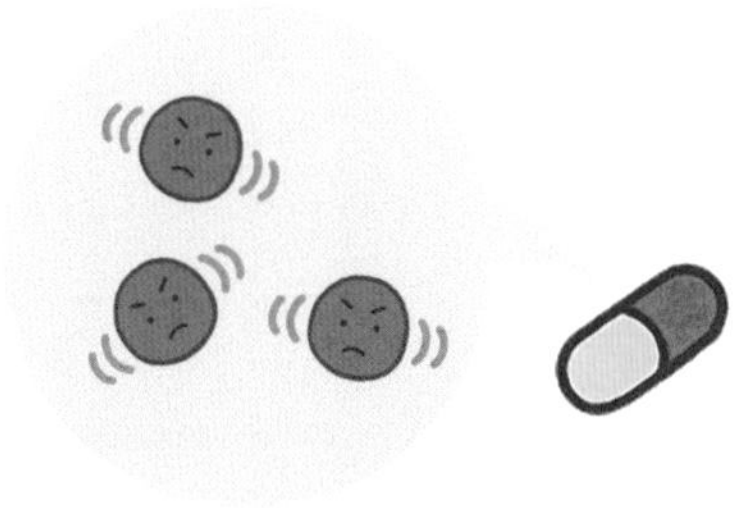

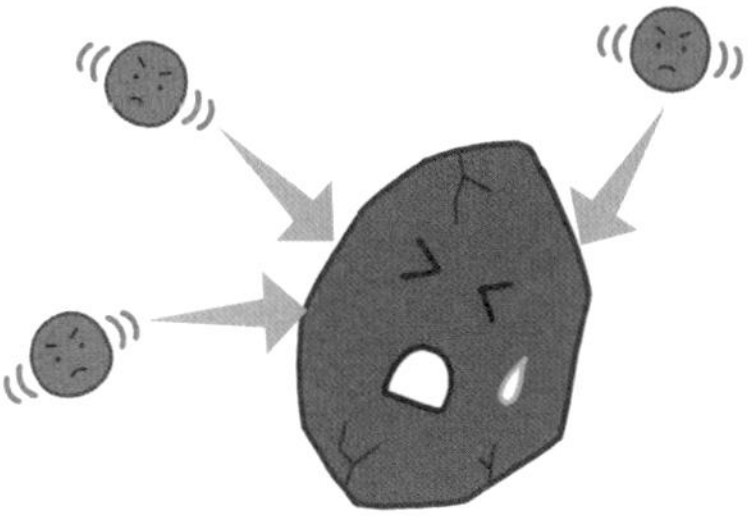

再発を予防する

甲状腺を全摘しても、甲状腺と気管の間に「甲状腺床」と呼ばれるわずかな組織が残ることがある。この部分を放射性ヨウ素で破壊しておくと、将来的に再発が減らせる可能性がある。

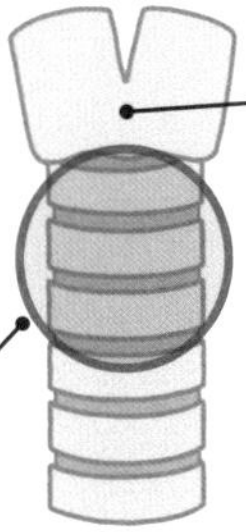

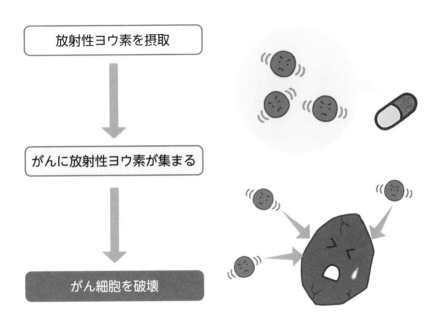

放射線外照射治療と薬物治療

がんの治療法である放射線外照射治療や薬物治療は、手術による腫瘍の切除ができなかったり、再発や転移があるにもかかわらず、アイソトープ治療（P132参照）による効果が得られなかったりする場合に用いられる治療法です。

また、両者は進行のはやいがんに適していることもあり、進行が非常にはやい未分化がんの治療法として検討されることが多いです。また、甲状腺リンパ腫には、放射線外照射治療が高い効果を発揮します。

放射線外照射治療は、体の外側から放射線を照射してがん細胞を破壊する治療法です。病変を手術で切除できない場合や、アイソトープ治療では効果が得られない場合などに用いられます。最新機器であるリニアック（直線加速器）を使えば、狙った部分へ集中的に放射線を照射できます。

また、薬物治療は細胞の増殖を防ぐ作用のある薬を用いて行う治療法です。未分化がんである場合や、再発・転移のある進行したがんで、手術やアイソトープ治療による効果が得られない場合に使われることが多いです。

しかし甲状腺がんでは、従来の抗がん剤による効果はあまり高くありません。そこで現在は、「分子標的薬」による治療法が検討されるようになりました。

分子標的薬は、がん細胞を構成する特有のたんぱく質などに、的を絞って作用する薬のことです。がん細胞が栄養を得るための血管を伸ばそうとするのを阻害し、がん細胞の働きを弱める効果があります。さらに、全身の細胞に影響が及ぶ抗がん剤とは異なり、効果が標的となる部位に限定されるため、副作用が少ないのも特徴です。

ただし、分子標的薬は、薬価が高くなります。分子標的薬による治療を行う場合には、高額療養費制度（P112参照）などの制度を活用しましょう。

その他の治療法

がんの状態によって手術やアイソトープ治療以外の治療法を並行して行うこともあります。

放射線外照射治療

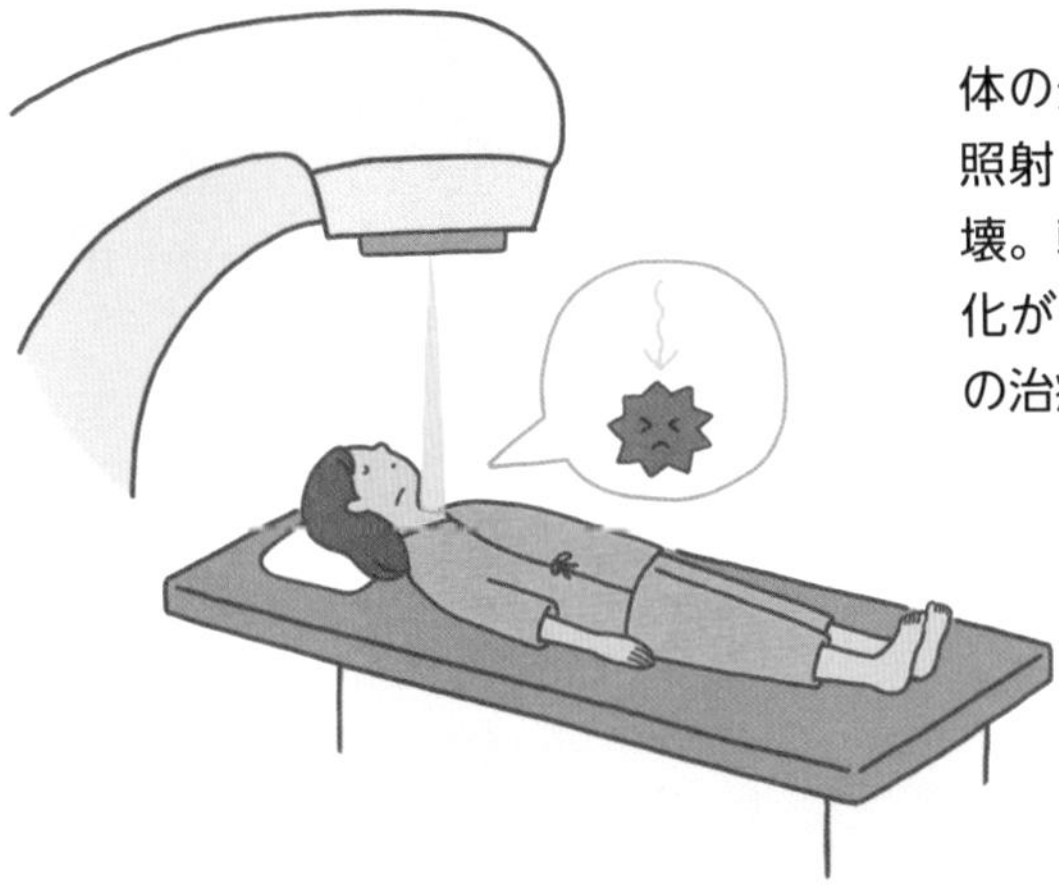

体の外側から放射線を照射してがん細胞を破壊。転移しやすい未分化がんや悪性リンパ腫の治療に有効

分子標的薬

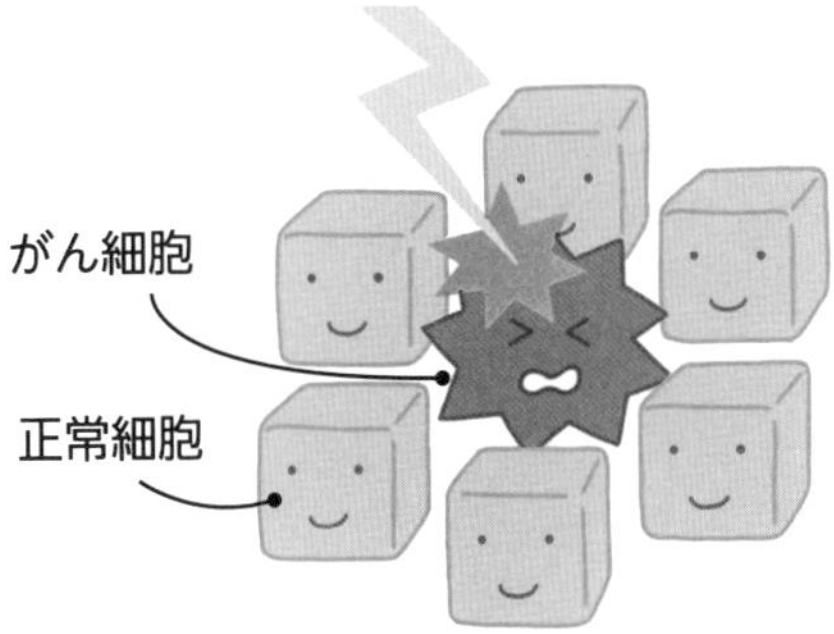

がん細胞を構成する特有のたんぱく質に作用する。効果ががん細胞のみに限定されるため、副作用が少ない

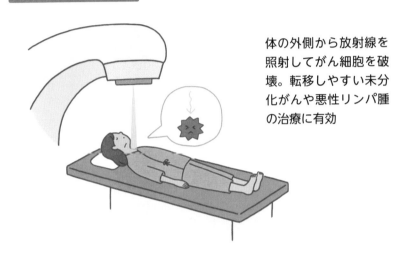

手術後の過ごし方

比較的おだやかな性質であることが多い甲状腺がんでは、手術をすればほかの治療の必要がない場合がほとんどです。

手術を受けた翌日から歩行など、軽い運動を始めます。退院から1~2週間すれば、社会復帰もでき、1ヵ月もすれば、ウォーキングやストレッチなどの激しくない運動も可能になります。

ただし術後には、合併症が起こることも考えられます。声帯の動きを調節する反回神経が傷つくことで、声が枯れることがあります。多くの場合は、1~6ヵ月で改善しますが、がんの浸潤（近くの組織に侵入すること）により神経を切除した場合には、回復できない場合もあります。

また、手術で副甲状腺を残せず、切除した場合には、副甲状腺ホルモンの分泌が止まることで、手足や顔にしびれが生じる「テタニー症状」があらわれることがあります。これは、飲み薬で改善することができます。

なお、手術以外に治療が必要なかったとしても、再発や転移がないか定期的に検査を受け確認する必要があります。

もし再発をした場合でも、早期発見ができれば完治を目指すことができます。甲状腺がんの大部分を占める乳頭がんの場合、再発したとしても、ほとんどが頸部の再発で、離れた組織・器官に転移することはめったにありません。

手術で甲状腺を全摘した場合や、葉峡部切除をした半数ほどの人は、甲状腺ホルモンの分泌がされなくなったり、減少したりするため、甲状腺ホルモン薬を服用し、不足分のホルモンを補う必要があります。また、再発のおそれがある場合には、術後に体調が回復してから、アイソトープ治療（P132参照）を行うこともあります。

手術後はどう過ごす？

手術の翌日

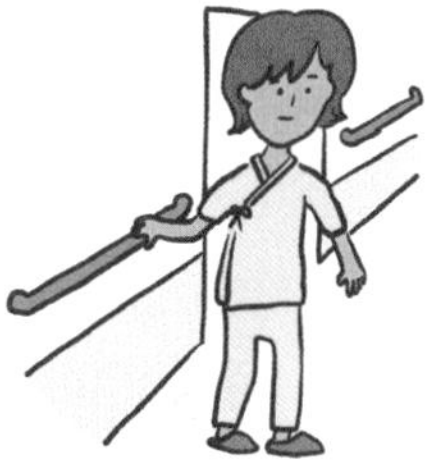

ゆっくりした
歩調で歩くなど
軽い運動を始める

2～3日後

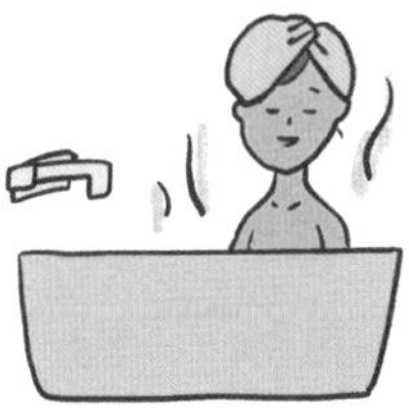

早ければ入浴で
きるようになる

1～2週間後

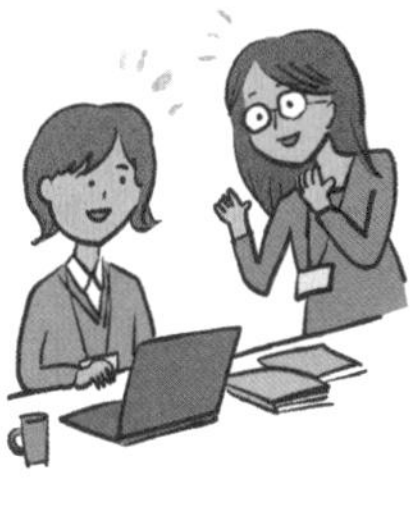

全身状態がよければ、
社会生活に復帰できる

2～3週間後

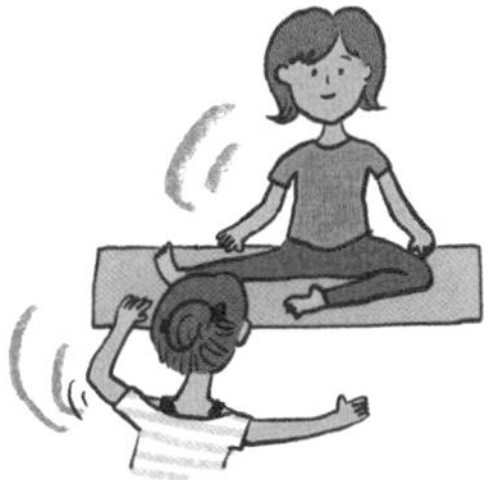

ウォーキングや
ストレッチなどの
激しくない運動が
できるようになる

体調と相談しながら、あせらずゆっくり社会復帰しましょう

Column

ヨウ素を制限する必要があるときは

アイソトープ検査やアイソトープ治療は放射性ヨウ素が甲状腺に集まるという性質を利用して行います。通常の食事に含まれるヨウ素に比べると、量はごくわずかです。そのため、検査や治療の際、いつもどおりの食事をしていると、甲状腺は食事から摂取したヨウ素で満たされてしまい、放射性ヨウ素を取り込まなくなってしまうのです。

そこで、アイソトープ検査やアイソトープ治療の前には、ヨウ素を含む食品を控える「ヨウ素制限」を厳密に行わなくてはなりません。

ヨウ素は海藻類に多く含まれますので、ワカメや昆布などを避けるのはもちろん、昆布からとっただしや、昆布の成分を含んだうま味調味料や、だしの素のような食品にもヨウ素は含まれています。また、市販のお惣菜には、うま味成分として昆布エキスが含まれている場合が多いのです。そのため、ヨウ素制限中はなるべく自炊を心がけ、ヨウ素を極力摂らないように注意しましょう。

ヨウ素が多い食品（おもに海藻）

- 昆布（佃煮など加工品も含む）、昆布エキス、昆布だしの入った調味料、昆布茶
- ひじき、わかめ、海苔、寒天、ところてん、もずくなど

スポーツドリンクや健康食品に海藻エキスが入っていることがある
海藻を使用しないアミノ酸、小魚、かつお節などのだしはOK

第 6 章

副甲状腺の機能と病気

副甲状腺は、血液中のカルシウム濃度を調整する役割がある副甲状腺ホルモンを分泌しています。副甲状腺と甲状腺は、名前は似ていますが、まったく別の臓器です。病気の種類や治療法を紹介します。

副甲状腺の役割と病気

副甲状腺はどこにある？

副甲状腺は「上皮小体《じょうひしょうたい》」とも呼ばれる、米粒ほどの大きさの臓器です。目に見える臓器としては最小といわれ、超音波検査で確認することができないほどです。

副甲状腺は、多くの場合、甲状腺の裏側に上下左右に1つずつ、合計4つが存在しています。

この数や位置には個人差があり、およそ15％の人に副甲状腺が5つ以上あるともいわれ、一方3つしかない人も珍しくありません。位置も甲状腺の裏ではなく、首の上の部分や、心臓の付近にある人もいます。ただしこうした違いによって、副甲状腺やほかの臓器に影響を及ぼすことはありません。

副甲状腺は、名称に「甲状腺」とついてはいますが、甲状腺とはまったく異なる働きをします。副甲状腺の主な働きは、副甲状腺ホルモン（ＰＴＨ）を分泌することです。

ＰＴＨは、血液中のカルシウム濃度を高める作用のあるホルモンで、活性型ビタミンＤと連携しながら、骨に貯蔵されたカルシウムを血液中に送り出します。

また、腎臓でろ過された血液から、カルシウムの再吸収を促進したり、腸管で消化物からカルシウムを吸収する力を向上させたりすることでも、血液中のカルシウム濃度を高めようとします。

一方で、甲状腺にある「傍濾胞細胞（Ｃ細胞）」から分泌される「カルシトニン」というホルモンは、血液中のカルシウム濃度を下げる働きがあります。このカルシトニンとＰＴＨはお互いに影響し合って、血液中のカルシウム濃度を一定に保っているのです。

副甲状腺の位置と働き

副甲状腺の大きさは米粒大。甲状腺の背面に4つある人が多いものの、数や位置には個人差があります。

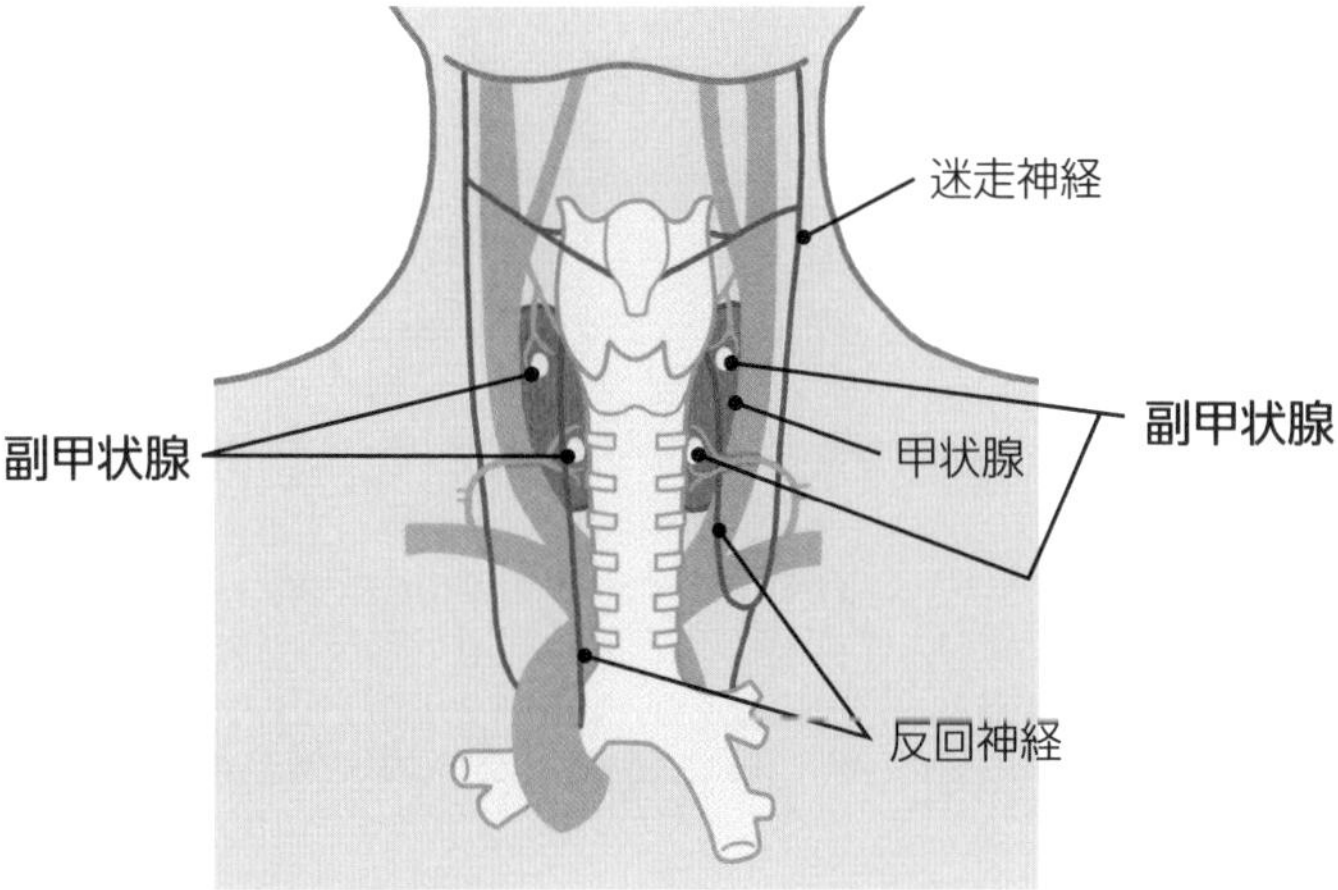

副甲状腺の特徴

副甲状腺ホルモン（PTH）はビタミンDとともに、カルシウムを骨から血液中に送り出したり、腎臓や腸から吸収したりして、血液中のカルシウム濃度を上昇させる

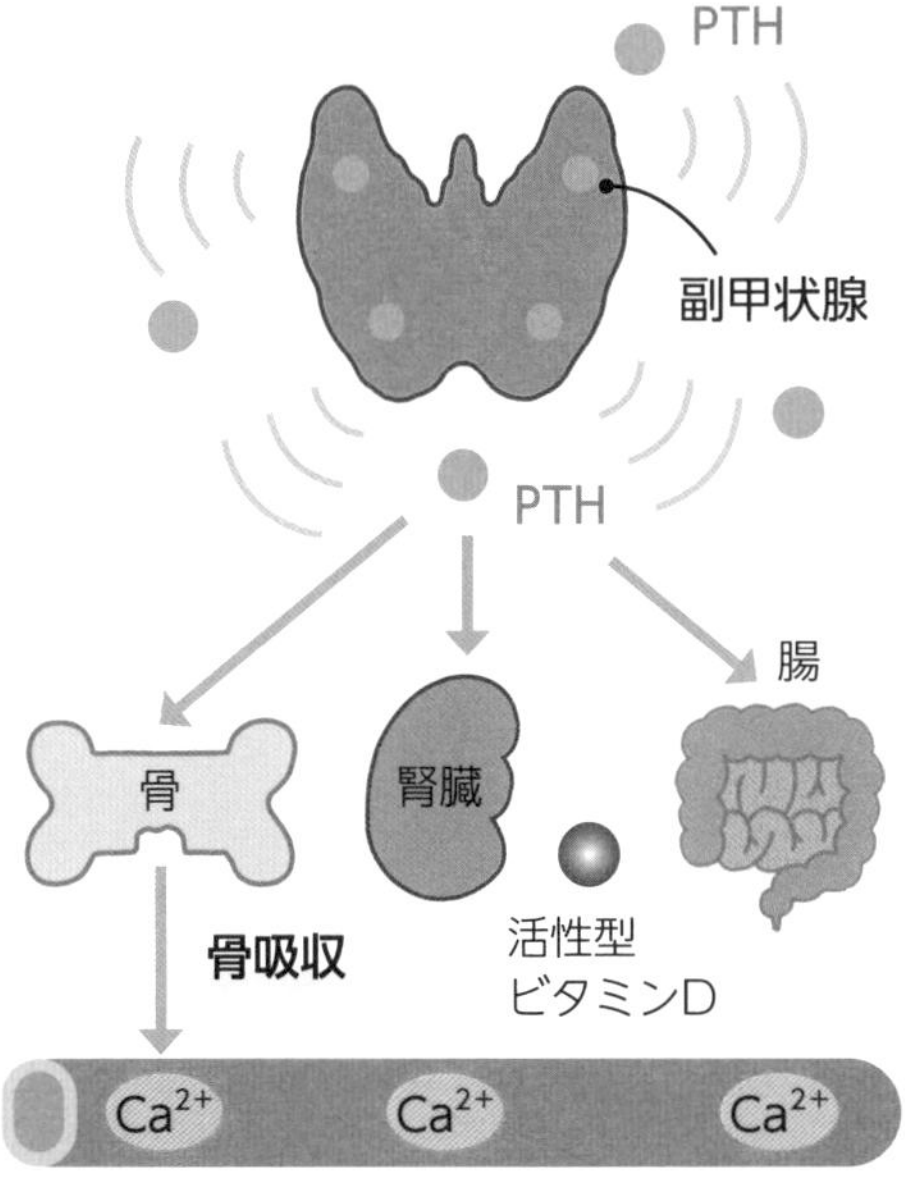

血中カルシウム濃度が上昇

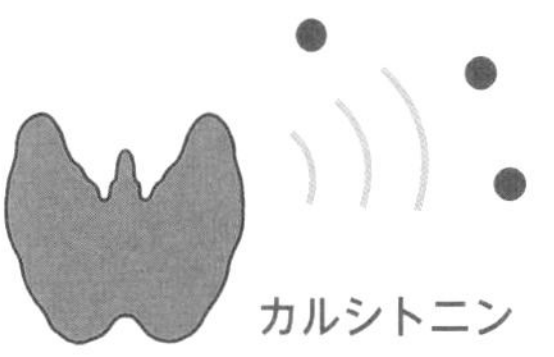

甲状腺からはカルシトニンも分泌される

副甲状腺の病気

代表的な副甲状腺の病気は、2つあります。

1つは、前述の副甲状腺ホルモン（PTH）が増えすぎる「副甲状腺機能亢進症」です。これは、副甲状腺に腫瘍（ほとんどは良性で、まれに悪性のことがある）ができるなど、副甲状腺自体に原因がある「原発性副甲状腺機能亢進症」と、副甲状腺以外に原因がある「二次性副甲状腺機能亢進症」の2つに分けられます。

なお、二次性副甲状腺機能亢進症の患者さんの大部分は、長期間にわたって腎不全を患い、人工透析を受けている人たちです。

副甲状腺機能亢進症では、血液中のカルシウム濃度が過剰に高まり、筋力の低下やイライラ感、不眠、食欲不振、嘔吐などの症状があらわれます。さらに、尿に含まれるカルシウム濃度も高くなり、腎臓や尿管などに結石ができ、痛みが生じるようになります。また、骨から血液中へと過剰にカルシウムを送るようになり、骨が脆くなって骨粗しょう症のリスクも増えます。

なお、治療する場合には、副甲状腺の一部もしくはすべてを手術で切除します。

もう1つの副甲状腺の病気は、PTHの作用が低下する「副甲状腺機能低下症」です。PTHの作用が低下すると、血液中のカルシウム濃度が下がってしまうため、「低カルシウム血症」を発症します。これにより手足のしびれ、こわばりや筋肉のけいれんがおこる「テタニー症状」が生じ、進行すると全身のけいれんや、情緒不安定などの精神症状があらわれることもあります。

また、副甲状腺機能低下症では、ミネラルの一種であるリン酸の濃度を下げるPTHの作用も働かなくなるため、血液中のリン酸濃度が上がる「高リン血症」を発症することがあります。

こちらの治療には、カルシウム剤や活性型ビタミンD剤による薬物治療が用いられます。

副甲状腺の病気と症状

副甲状腺機能亢進症になると

副甲状腺ホルモン(PTH)が過剰に分泌される

↓

骨からカルシウムが溶け出す

↓

骨が弱くなり、骨折しやすくなる

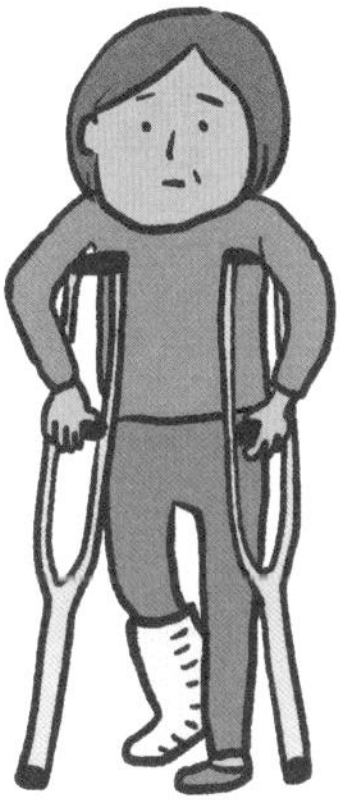

骨粗しょう症リスクのほかに、筋力の低下やイライラ感、不眠、食欲不振、嘔吐などの症状があらわれることもある

手術で治療する

副甲状腺機能低下症になると

- 手や足がつる
- 手足がしびれる
- 口の周りが痙攣する
- 疲れやすい
- 虫歯ができやすい

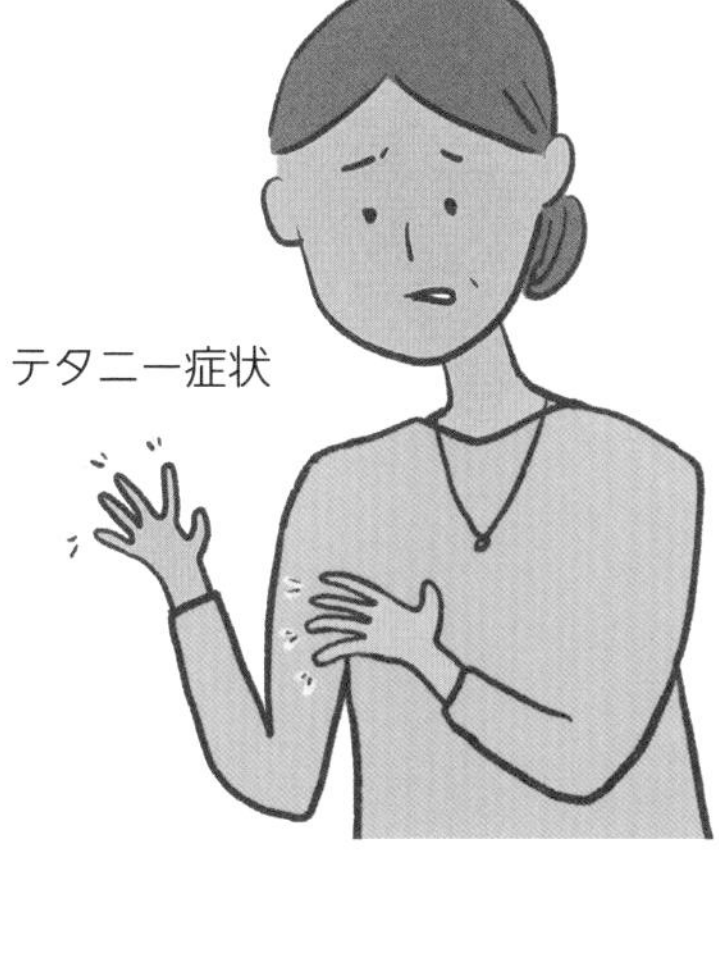

薬物治療を行う

Column

甲状腺の病気と仕事の両立

甲状腺の病気の多くは、通院での治療が可能なこともあり、仕事と両立しながら治療を行うことができます。実際、バセドウ病や橋本病を発症しても、問題なく仕事を続けられている人がほとんどです。

ただし、甲状腺機能が安定するまでは、なるべく負担は減らすようにして、無理のないように仕事を続けましょう。

甲状腺疾患の診断がつき、治療をスタートする際には、入院・通院のために休暇や時短勤務が必要な場合があります。あらかじめ医師に診断書を書いてもらっておけば、勤務先にお願いしたい配慮や、今後の見通しを明確に伝えることができますし、勤務先としても対応がしやすくなります。

とくに、甲状腺機能が安定していないうちは、心身の負担を減らすことが大切です。とくに体力を使う仕事などでは、仕事の量を減らすといった検討をしましょう。可能ならば、一時的に勤務時間を短くしたり、在宅勤務をしたりといった勤務方法を検討してみてください。

治療が順調に進み、甲状腺機能が安定してきたら、徐々に元どおりの勤務方法や、仕事量へと戻していきましょう。休養をこまめにとるようにして、焦らずに数ヵ月かけて戻していけば、発病前のように活躍できるようになります。

第7章

甲状腺の病気がある人の生活

甲状腺疾患があるとあらわれる「汗をかく」「動悸がする」「疲れやすい」などの症状が起こり、日常生活に支障が出ることがあります。仕事との両立や日常生活を送るうえでのポイントをおさえておきましょう。

日常生活の過ごし方

生活リズムをととのえよう

健康のためには、規則正しい生活が欠かせません。しかし、甲状腺機能に異常が生じ、甲状腺ホルモンの過不足が起こると、生活のリズムが乱れやすくなります。とくに影響が出やすいのが睡眠です。

甲状腺機能が高まり、甲状腺ホルモンが過剰に分泌されるバセドウ病では、代謝が異常に活発になることから、つねに興奮状態となってエネルギーを消費し、心拍数や血圧が上昇します。そのため、夜になっても眠れなくなり、眠っても途中で目覚めやすくなるのです。

さらに、寝ている間もエネルギーを消費しているため、朝起きたときには疲れが溜まってしまい、なかなか起きることができなくなります。この昼夜逆転の状態から、バセドウ病は「グッドモーニングがない病気」ともいわれています。

甲状腺機能が安定しないうちは、激しい運動や興奮するような刺激は避け、心身の安静を心がけるようにしましょう。

一方で、甲状腺機能が低下し、甲状腺ホルモンの不足に陥る橋本病では、1日じゅうだるさが続き、気力も湧いてこず、ひどいときには昼間から寝込んでしまうこともあります。さらに、どんなに眠っても、疲れがとれないことも増えます。

どちらの病気の場合でも、生活の乱れを整えるには、まずはそれぞれの病気を治療し、甲状腺機能を安定させることが大切です。そのうえで、「毎日同じ時間に起床・就寝する」「朝日を浴びるようにする」「バランスのよい食事をとる」「軽い運動をしたりする」といった、生活リズムをととのえる習慣を意識的に身につけるようにしましょう。

朝、昼、晩の過ごし方

甲状腺ホルモンの過不足による生活リズムの乱れを意識的にととのえましょう

朝

朝起きたらカーテンを開けて太陽を浴び、体内時計をリセット。活動スイッチをオンにする

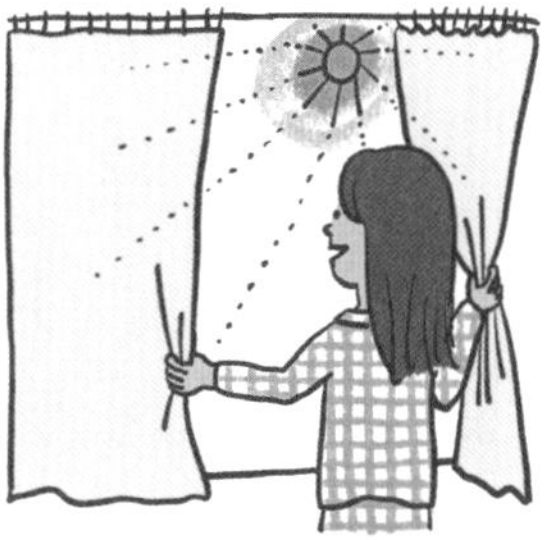

昼

日中は意識的に体を動かし、十分に活動することで、夜の睡眠の質が高まる。どうしても眠いときでも、昼寝は20分程度に

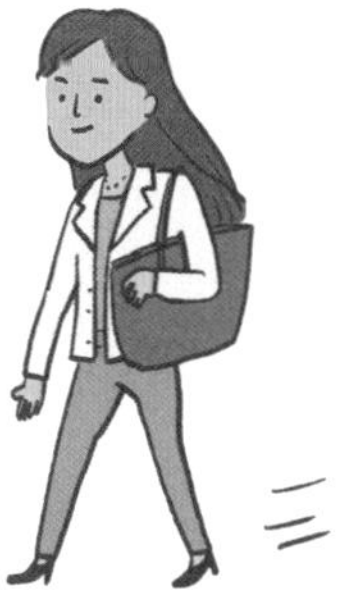

夜

ぬるめの風呂にゆっくりつかる、決まった時間にベッドに入る、寝る前にスマホなどの機器を使用しないなど、徐々にスイッチをオフにする

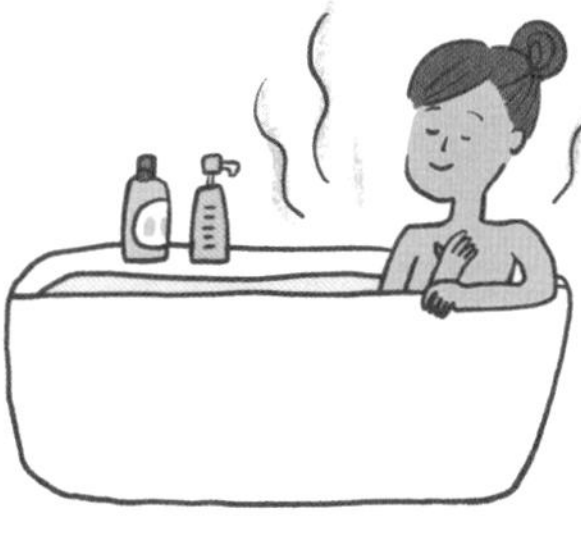

運動の選び方、休息のとり方

甲状腺疾患の治療中には、運動に注意が必要な場合があります。なかでも、バセドウ病では次のような注意が必要です。

バセドウ病の治療を開始しているものの、甲状腺機能亢進の状態が続いている場合には、たとえ運動をしていない安静時であっても、心拍数や血圧が上昇するなど、心臓に負担がかかっています。軽く動いただけでも息切れがして、心不全や心房細動（不整脈）などが起こりやすい状態ですので、ジョギングや水泳、山登りなど、心拍数が上がり、息切れをするような激しい運動は控えましょう。

また、バセドウ病では、暑さを強く感じたり、汗を多くかいたりするようになります。そのため、脱水を起こしやすくなります。とくに夏は発汗が増えるため、こまめに水分補給をしましょう。

治療を行い、甲状腺機能が安定してきたら、無理のない範囲で運動を開始しましょう。甲状腺の機能を調べるための「フリーサイロキシン（FT４）」の値は、治療を始めて2ヵ月もすれば、多くの場合で基準範囲内になります。つまり、治療開始から2ヵ月を過ぎれば、運動の制限がなくなることが多いと考えていいでしょう。しかし、甲状腺の病気の状態には個人差があるため、担当の医師に相談のうえ、運動の可否を決めるようにしましょう。

ただし、バセドウ病による甲状腺ホルモンの過剰分泌の影響で、一時的に筋力や骨量の低下、手足のふるえなどが生じることがあります。運動を再開するときは、その点に注意し、弱くなっている可能性のある筋肉や骨に負担をかけないよう、まずは無理のない運動から始めるようにしてください。

なお、バセドウ病とは反対に、甲状腺機能が低下する橋本病では、運動制限はありません。しかし、甲状腺機能の低下によって疲労感が強いときには、無理をせず、休養を優先するようにしましょう。

運動するにあたっての注意点

治療中の運動は、主治医と相談しながら行いましょう。

スタート

甲状腺ホルモンの状態が正常であることが、運動再開の目安

軽いストレッチ運動から始める

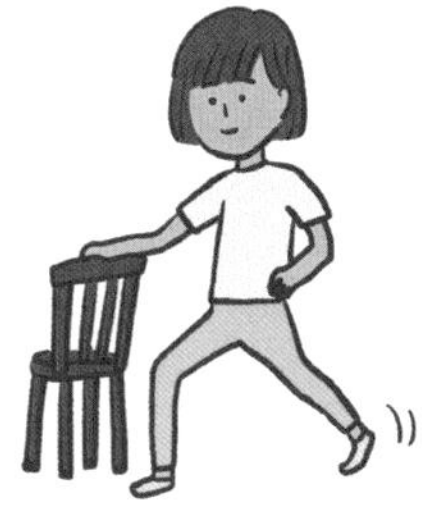

1〜2ヵ月

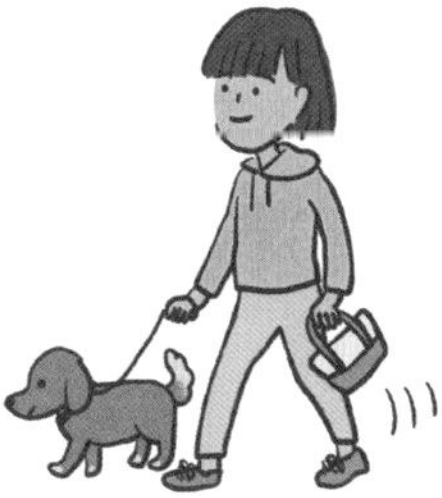

散歩など軽い運動へ

3〜6ヵ月

本格的なスポーツ再開は3〜6ヵ月が目安。必ず主治医と相談を

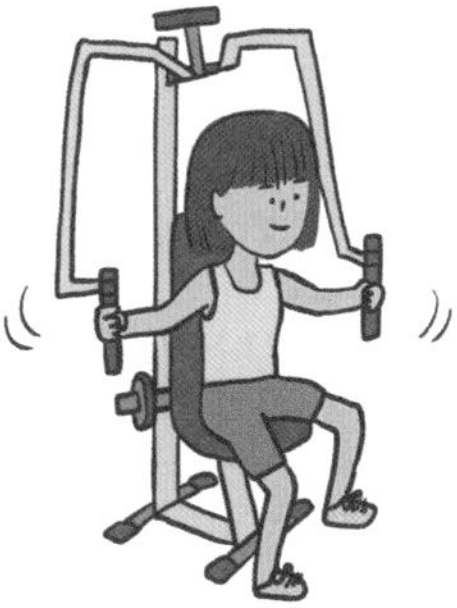

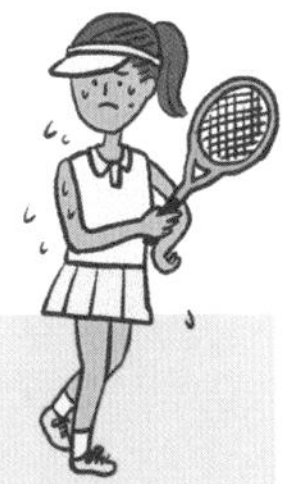

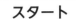

甲状腺機能が亢進しているときは、スキー、水泳、テニスなど激しい運動は避ける

食生活

病気の種類による食事のポイント

バセドウ病や橋本病などの甲状腺疾患の治療では、特別な食事療法は必要ありません。ただし、それぞれの病気の症状や体の状態に合わせて、食事の内容や食事量、食べ方を見直す必要があります。

まず、バセドウ病で甲状腺機能が高まっている場合は、全身の代謝が活発になりすぎています。そのため、エネルギーの消耗が激しくなり、どんなに食べても空腹感が続くことがあります。空腹を満たそうと、間食（とくに甘いもの）を摂ることが習慣化すると、治療後に太りやすくなってしまうため、1日3食を適量かつ規則正しく食べることを心がけましょう。

また、バセドウ病では代謝が高まりすぎているため、とうがらしや、カフェインを含む飲み物（コーヒーなど）、アルコールなどの代謝を促すような食品は避けるようにしましょう。なおアルコールは、甲状腺機能が安定するようになったら、適量であれば飲んでもかまいません。

一方で橋本病で甲状腺機能が低下している場合は、エネルギーを消費しにくくなっているため、ふつうの量を食べていても太りやすくなります。必要以上に食事量を減らす必要はありませんが、甘い食べ物や飲み物を避け、体に必要な栄養素が摂れる食事を心がけてください。

また、アブラナ科の野菜（キャベツ、カブ、ブロッコリー、小松菜、大根など）には、「ゴイトロゲン」という成分が含まれています。これには、甲状腺機能を低下させる作用があるとされていますが、実際には、毎日大量に食べない限りは、問題ないので、あえて避ける必要はありません。

甲状腺機能に異常があるときに注意したい食品

甲状腺機能が高いとき（バセドウ病など）

甲状腺ホルモンの影響で代謝が高まってしまうので、カフェイン入りのコーヒーやとうがらしなどの刺激物など、代謝を促す作用がある食品は避ける。アルコールは甲状腺機能が高まっている場合は避ける

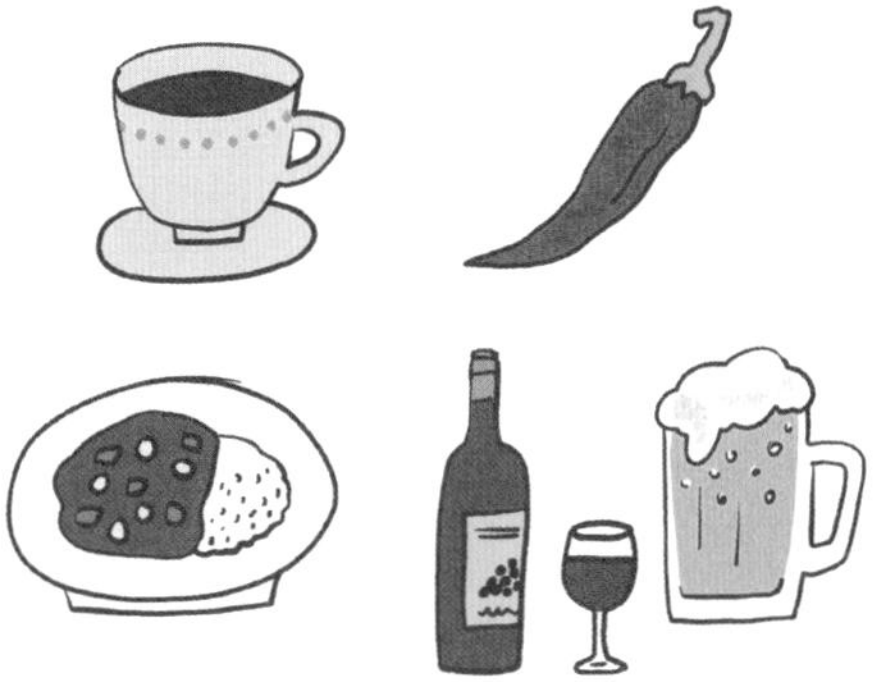

甲状腺機能が低下しているとき（橋本病など）

代謝が低下しているので、肥満に注意する。アブラナ科（キャベツ、カブ、ブロッコリー、小松菜、大根、チンゲンサイ、白菜など）の野菜のゴイトロゲンという物質が甲状腺機能を低下させる恐れがあるといわれているが、食べ過ぎなければＯＫ。

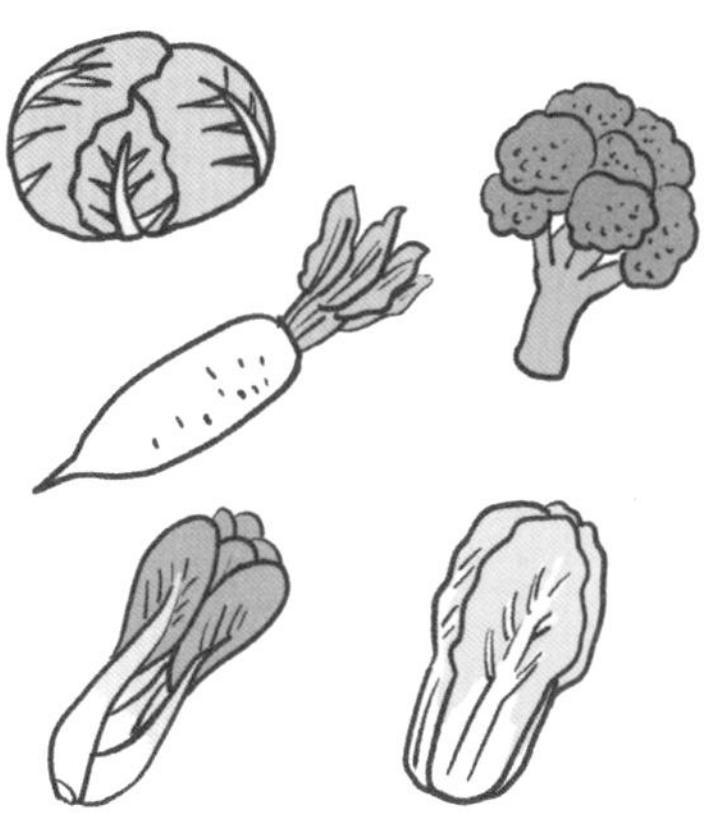

ヨウ素はバランスよく摂取しよう

甲状腺ホルモンの合成の材料となるのが、海藻類に多く含まれるヨウ素（ヨード）です。そのため、「甲状腺の病気になったら、ヨウ素の摂取を制限すべきでは？」と聞かれることがあります。しかし実際にヨウ素の摂取が甲状腺の病気に悪影響を与えるかは、はっきりとはわかっていません。

甲状腺がヨウ素を取り込む性質を利用した、アイソトープを使った検査・治療（P42、68、132参照）の前には、ヨウ素の摂取を制限しなければなりませんが、それ以外の場合には、とくに制限は必要ないとされています。それどころか、ヨウ素を避けようとして、食事のバランスが偏ってしまうほうが、かえって健康には悪影響を及ぼします。ヨウ素摂取にはあまり過敏にならず、毎日バランスのよい食事を心がけましょう。

また、ヨウ素不足についても、不安になる必要はありません。海に囲まれた日本においては、ヨウ素は意識しなくても、ふだんの食事から必要量を摂取することができます。

実際、甲状腺ホルモンを合成するのに必要なヨウ素の量は、成人では1日0・13㎎ほどで、これはワカメのお吸い物を1日1杯食べれば十分な量です。また、昆布からとっただし汁にもヨウ素が含まれているため、直接海藻を食べなくてもヨウ素を摂取できます。

橋本病で甲状腺の腫れが気になる場合には、ヨウ素の摂りすぎを防ぐことで、腫れが緩和されることがあります。ダイエットのために海藻類を多めに摂る人もいますが、過剰な摂取は控えましょう。

また、ヨウ素は殺菌成分があるため、うがい薬などの医薬品としても使われています。直接飲み込まなくても、皮膚や粘膜から吸収されることがあるため、頻繁に使用するのは避けましょう。

ヨウ素は気にしすぎなくてよい

ヨウ素は甲状腺ホルモンの素となる栄養素。必要な量はふだんの食事から十分にとれます

1食の摂取量に含まれるヨウ素量

昆布（乾燥5cm角5g）

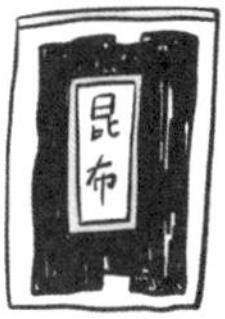

12mg

昆布の佃煮（15g）

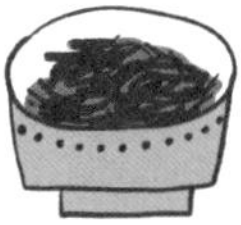

1.65mg

とろろ昆布（5g）

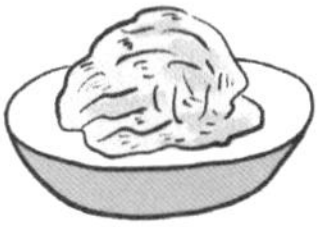

9mg

昆布だし汁（昆布0.5~1g）

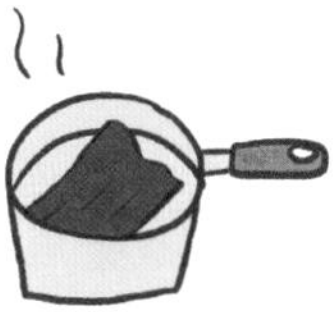

1~3mg

ひじき（乾燥5~7g）

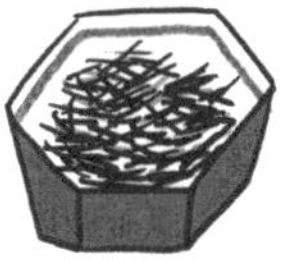

1.5~2mg

わかめ吸い物（乾燥1~2g）

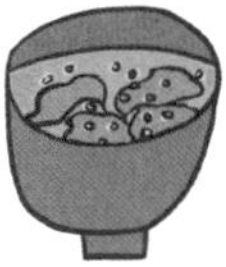

0.08~0.15mg

焼きのり（大1枚1g）

0.021mg

寒天（10g）

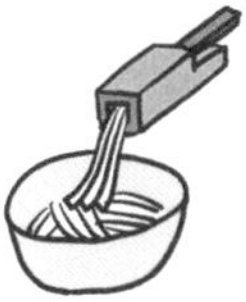

0.0021mg

妊娠と甲状腺の病気

妊娠・出産への影響

甲状腺の病気は、比較的若い年齢層の女性患者さんも多く、病気や治療による妊娠・出産への影響を心配されることもあります。たとえば、手術や放射性ヨウ素内用療法（アイソトープ治療）を受けた場合には、1年以内の妊娠は避けたほうがよいとされています。主治医とその点についても相談しながら治療を進めていくとよいでしょう。

また、甲状腺の病気では、甲状腺機能異常を介して女性ホルモンにも影響があるため月経不順や無排卵などが起こり、一時的に妊娠しにくくなる可能性があります。しかし、病気の治療を適切に行うことで改善されます。まずは治療を優先し、甲状腺機能が安定した状態になってから計画しましょう。

治療中に妊娠が判明した場合、あるいは妊娠中に病気が判明した場合には、すぐに医師に相談します。治療薬などの影響が心配される場合は妊娠に影響のないものに変更することができます。また、授乳中でも甲状腺ホルモン薬の内服に問題はありません。抗甲状腺薬は薬の種類や量を調整したり、内服してから時間をあけて授乳したりすれば、服用しながらの授乳も可能です。妊娠中の甲状腺機能の亢進もしくは低下により流産のリスクが増える可能性が示唆されています。自己判断で薬の服用をやめないようにします。

母体における甲状腺ホルモンは、胎児の成長にも必要なものです。そのため、甲状腺ホルモンの合成・分泌が減っている橋本病の人で、薬物治療中の場合は、妊娠中に甲状腺ホルモン薬の量を増やすことがあります。また、経過観察でとどまっていた人が、服薬を勧められることもあります。

妊娠・出産のときは

甲状腺疾患があっても、甲状腺ホルモンの状態がよければ、妊娠・出産には問題はありません

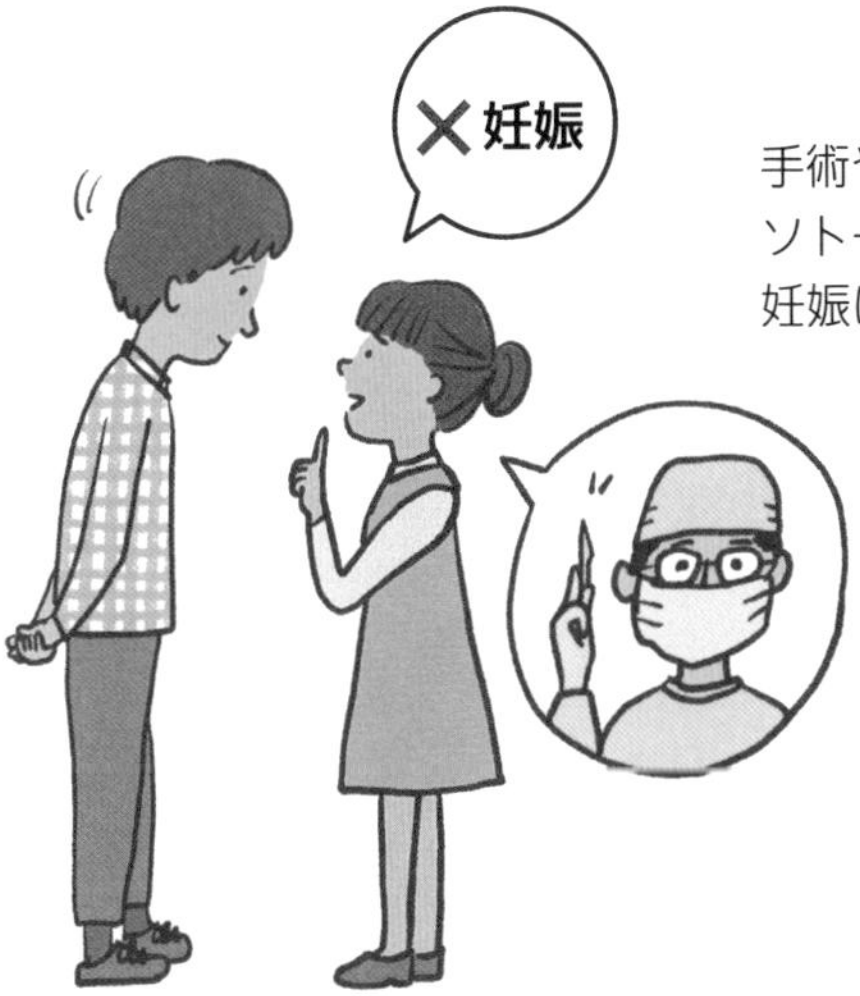

手術や放射性ヨウ素内用療法（アイソトープ治療）を受けて1年以内は、妊娠は避ける

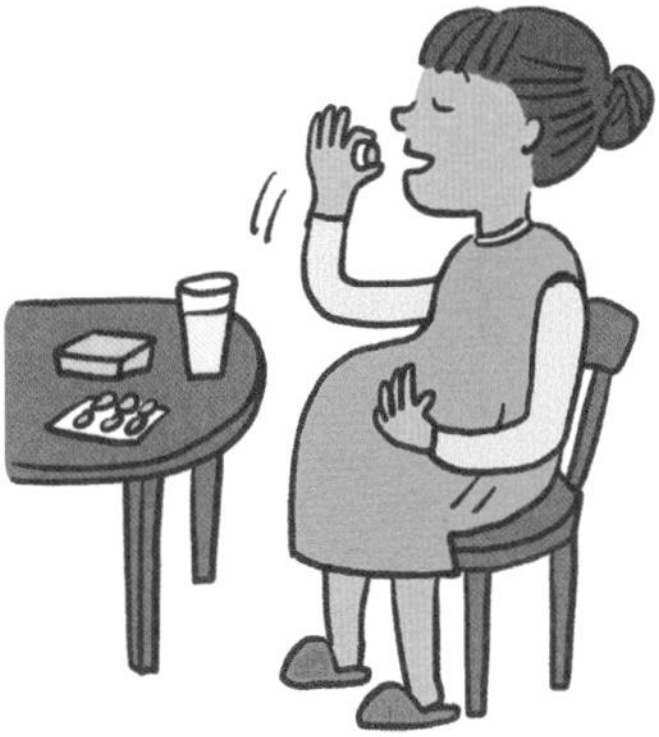

抗甲状腺薬のなかには、低頻度ではあるものの胎児への影響が心配されるものもあるので、妊娠する前に医師へ相談する。また甲状腺ホルモンは胎児にも必要なので、自己判断で治療をやめない

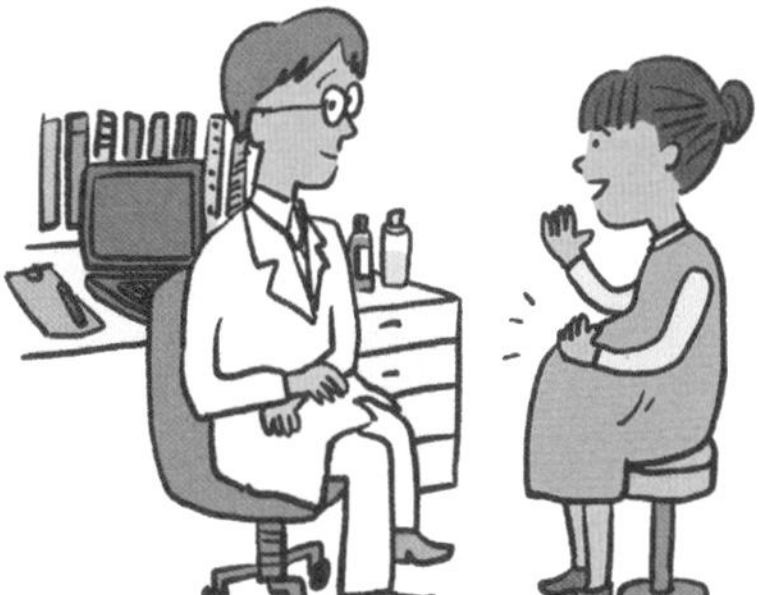

出産予定がある人は、主治医に相談する

子どもへの影響

甲状腺機能が安定し、いよいよ妊娠・出産への準備をするときには、治療薬についていくつか知っておくべきことがあります。

抗甲状腺薬のひとつであるチアマゾールは、妊娠初期に服用すると、胎児にまれな先天異常を生じる可能性がすこし増加することがわかっています。そのため妊娠前には、バセドウ病のもうひとつの治療薬であるプロピルチオウラシルに変更するなどの対処が必要です。妊娠初期はさけても、中期以降はチアマゾールは内服していて問題ありません。

またバセドウ病では、母体においてバセドウ病の原因となる自己抗体である「抗TSH受容体抗体(TRAb)」の値が高いと、この抗体が胎盤から胎児へと伝わってしまう可能性があります。伝わった抗体は、胎児の甲状腺を刺激してしまい、胎児にも甲状腺機能亢進症を生じさせることがあります。しかし同時に、妊婦が服用している抗甲状腺薬も胎児へと伝わるため、胎児の甲状腺機能亢進症を抑えることができるのです。つまり抗甲状腺薬は、母体だけでなく、胎児の甲状腺機能亢進症までも抑制しているといえます。そのため、妊娠中は産科の先生と連携して治療します。

さらに抗甲状腺薬は、母乳を通じて赤ちゃんにも移動するため、薬の種類や服用量によっては、授乳を制限する場合があります。抗甲状腺薬のうち、プロピルチオウラシルは、服用量が1日300㎎以内であれば、授乳制限の必要はありません。ただし、チアマゾールは、母乳への移動が多く、授乳に安全な用量は1日10㎎以内とされています。それを超える場合は内服と授乳の時間をあけます。また、ヨウ素製剤のヨウ素も母乳へと移動し、乳児はヨウ素の影響を受けやすいため、授乳中は服用を避けましょう。なお、橋本病などの治療で服用する甲状腺ホルモン薬は、母乳に影響が出ることはありません。

出産後のアドバイス

甲状腺疾患の治療中でも、医師と相談し、適切な治療法を選択すれば、妊娠、出産、子育てに影響はありません。

チアマゾールは妊娠初期の内服で胎児にまれに影響が出ることが心配されるので、他の薬に変更するなどあらかじめ医師と相談しておく

甲状腺ホルモン薬は、授乳に影響しない

授乳については内服量によっては時間をあけることがある

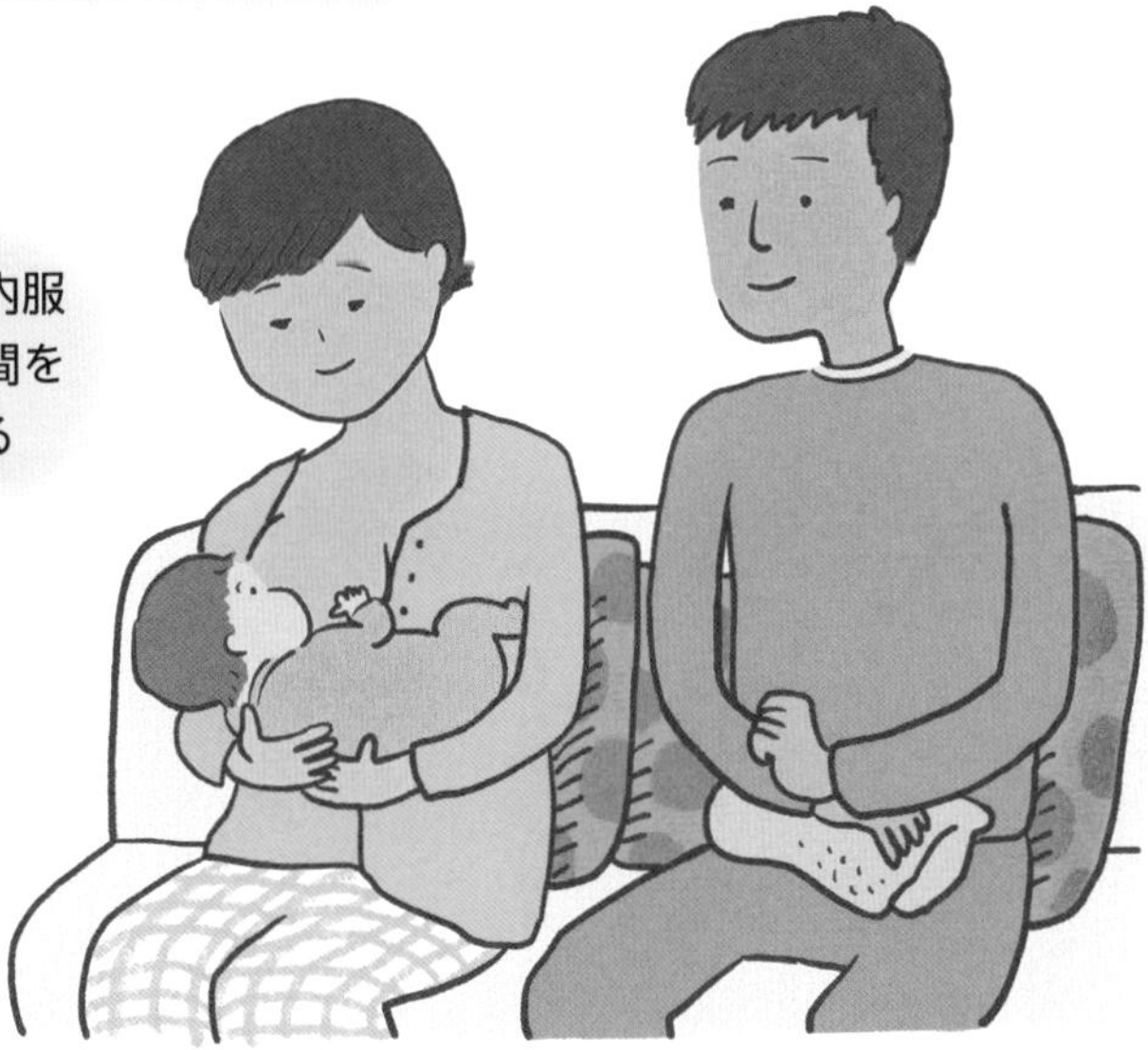

赤ちゃんの甲状腺機能亢進症は、母親のTSH受容体抗体の影響によることが多いが、しばらくすると治る

出産後1～6ヵ月は、再発や体調の変化が起こりやすいので、定期検査は欠かさずに

ほかの病気になったときは

薬を飲むときは医師に相談

甲状腺の病気の治療中であっても、そうでない人と同様にほかの病気にかかる可能性はあります。甲状腺の病気の治療と並行して、ほかの病気の治療を行うこともあるでしょう。そうしたなかでその病気のための治療薬が必要となることもあります。

甲状腺機能が安定していれば、ほかの病気の治療を行うことは差し支えありません。ほかの病気でかかる診療科の医師に、甲状腺の病気で治療中であることを伝え、血液検査の結果を持参し、どのような治療薬を服用しているかについても伝えます。このとき服用している薬の名称や用量を正確に伝える必要があるため、「お薬手帳」などを活用するとよいでしょう。また、甲状腺の治療を行っている医師にも、ほかの病気で治療中であることと、受けている治療の内容を伝えます。

抗甲状腺薬について飲み合わせの悪い薬はありませんが、甲状腺ホルモン薬については、併用すると成分の吸収を妨げてしまう薬があります。

心配されるのは胃潰瘍、胃炎、脂質異常症、鉄欠乏性貧血、心疾患、てんかんなどの治療薬の一部です。その場合は服用時間をずらすなどの工夫が必要です。

そのほかの病気で薬を使用する場合でも、医師と服薬の情報を共有しておくことは必要です。

なお、予防接種や歯科治療での麻酔、市販薬についてはとくに飲み合わせによる問題のあるものは報告されていません。

サプリメントについては、すべてを検証することは難しいため、どうしても必要なものは時間をずらして使用すると無難です。

ほかの病気で薬を飲むとき

ほかの病気で医療機関にかかるときは、治療中であることを正しく伝えましょう

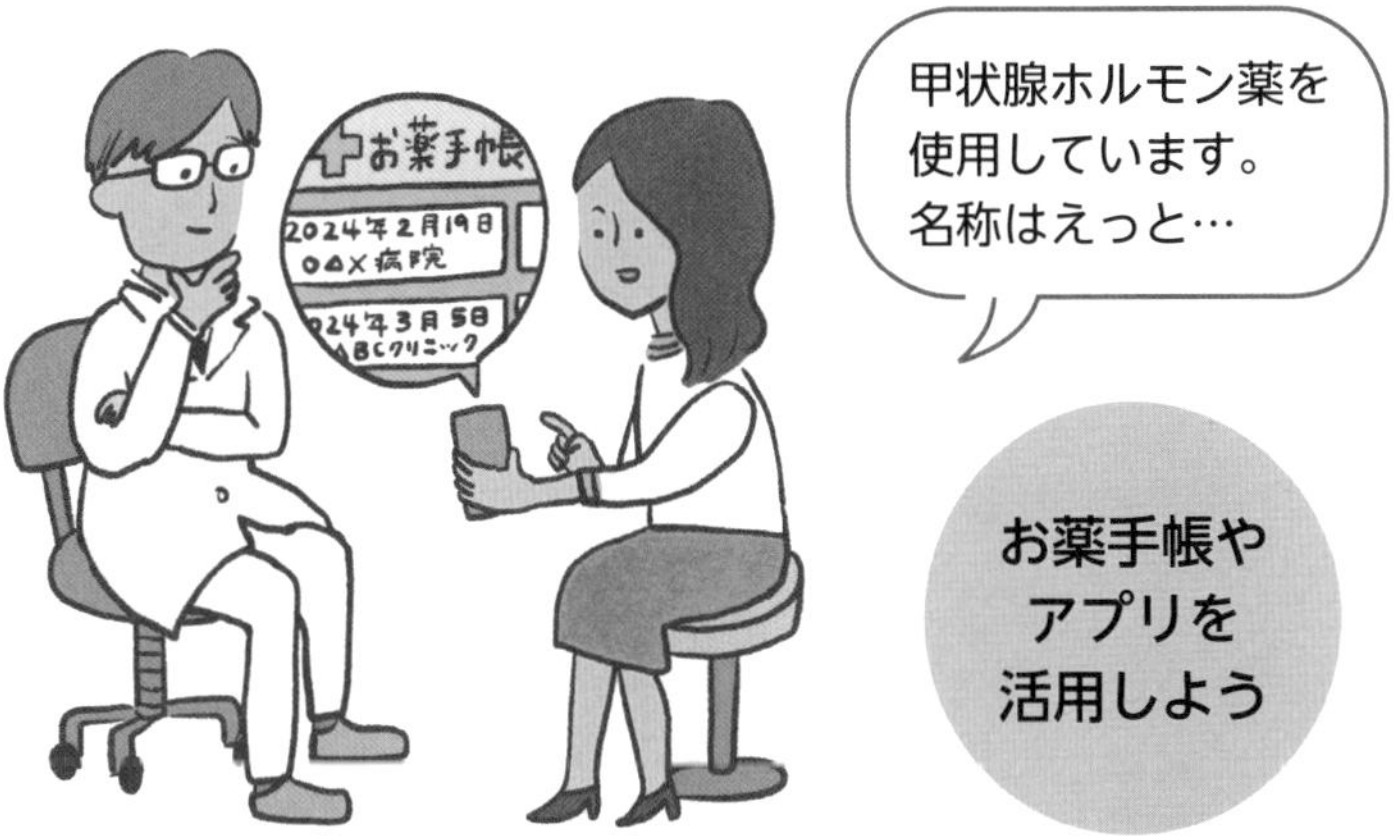
お薬手帳
2024年2月19日
○△×病院
2024年3月5日
甲状腺ホルモン薬を使用しています。名称はえっと…
お薬手帳やアプリを活用しよう

甲状腺ホルモン薬に影響を与える可能性がある薬を処方されることがある病気

胃潰瘍、胃炎、脂質異常症、鉄欠乏性貧血、心疾患、てんかんなど

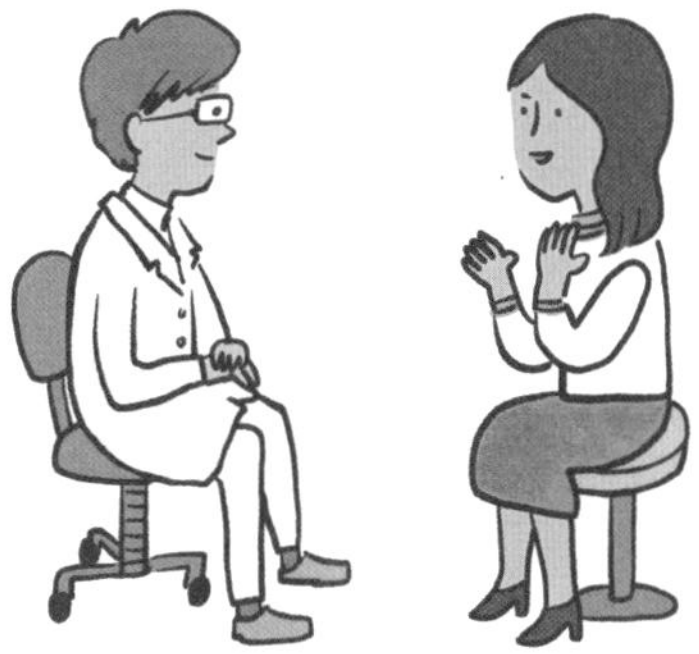

どんな病気でも、甲状腺の治療をしていること、薬を飲んでいることを伝えましょう

監 修

伊藤 公一（いとう こういち）

伊藤病院院長。北里大学医学部卒。東京女子医科大学大学院修了。医師になって以来、国内外にて一貫してバセドウ病、橋本病、甲状腺がんなど、甲状腺疾患に対する診療と研究に従事。東京女子医科大学、筑波大学大学院非常勤講師。日本医科大学、東京医科大学客員教授。日本内分泌外科学会名誉会員、日本臨床外科学会幹事。著書多数。

やさしいカラー図解 **甲状腺の病気**

2024年5月27日 第1刷発行

著　　者　伊藤 公一
発 行 者　東島 俊一
発 行 所　株式会社 法 研

〒104-8104 東京都中央区銀座1-10-1
http://www.sociohealth.co.jp

印刷・製本　研友社印刷株式会社　0101

小社は㈱法研を核に「SOCIO HEALTH GROUP」を構成し、相互のネットワークにより"社会保障及び健康に関する情報の社会的価値創造"を事業領域としています。その一環としての小社の出版事業にご注目ください。

ISBN978-4-86756-093-8 C0077　定価はカバーに表示してあります。